Fibromialgia

Cuando el dolor se convierte en enfermedad

Dolor difuso, cansancio, calambres, insomnio...

Fibromialgia

Cuando el dolor se convierte en enfermedad

Dolor difuso, cansancio, calambres, insomnio...

Por el Dr. Manuel Martínez Lavín

Guías prácticas de *Saber* VIVIR 8

Una Biblioteca de **Manuel Torreiglesias**

2006, Santillana Ediciones Generales, S. L.
Torrelaguna, 60. 28043 Madrid
Teléfono 91 744 90 60
Telefax 91 744 90 93

• Aguilar, Altea, Taurus, Alfaguara, S. A.
Beazley 3860. 1437 Buenos Aires
• Santillana Ediciones Generales, S. A. de C. V.
Avda. Universidad, 767, Col. del Valle,
México, D.F. C. P. 03100
• Ediciones Santillana, S. A.
Calle 80 Nº 10-23
Bogotá, Colombia

Diseño de cubierta: Más!Gráfica
Serie coordinada por Teresa Migoya
Ilustraciones: Pablo Espada

Primera edición: febrero de 2006
Segunda edición: marzo de 2006

ISBN: 84-03-09692-5
Depósito legal: M-12.725-2006
Impreso en España por Palgraphic, S. L. (Humanes, Madrid)
Printed in Spain

Índice

La fibromialgia tiene esperanza

Me pasa como si el alma se me quedase triste cuando escucho consultas sobre fibromialgia entre las más de cuatrocientas mil llamadas telefónicas recibidas a lo largo de nueve años en *Saber Vivir.* También siento impotencia cuando estas pacientes se dirigen al *Club Gente Saludable* o al programa a través de Internet. Porque todavía no hay un medicamento que cure esta alteración del sistema nervioso.

Pero tengo buena suerte y, quizá porque no dejo descansar la esperanza, hace unos meses supe por un reumatólogo español que el profesor Manuel Martínez Lavín, médico director del Departamento de Reumatología en el Instituto Nacional de Cardiología de México, estaba dando forma a una publicación sobre ella, de enorme interés para médicos, familiares y pacientes. Entramos en contacto, y me lo puso todo muy fácil, para convertirla en esta nueva *Guía Práctica* que ahora llega a tus manos.

Por el Canal Internacional de Televisión Española conocía *Saber Vivir* y nuestra labor le inspiraba confianza. Aún no nos hemos visto en persona; no obstante, tú, querida lectora, ya comienzas a sacar provecho de los conocimientos y la experiencia de este gran médico, seguramente la primera autoridad mundial de la fibromialgia que te está quitando la vida.

El tratamiento de «querida lectora» se lo copié a él, que lo emplea a lo largo del libro como sensible detalle de complicidad. Porque hay hombres con fibromialgia, pero la padecéis en muchísimo mayor número vosotras, algunas ya desde la preadolescencia.

Decís, y con razón, que el dolor no es la peor cruz de esta enfermedad crónica. Hay otras de ámbito emocional que os machacan anímicamente más. La incomprensión de familiares y amigos, a cuyos ojos os quejáis de vicio. Tampoco os escucha el mundo del trabajo, que no reconoce vuestra incapacidad laboral. Y hasta muchos médicos casi os echan de sus consultas. Todo este paisaje laboral y asistencial inhumano, hostil hacia las pacientes de fibromialgia, se explica, que no justifica, porque vuestro trastorno nunca aparece en los análisis ni en las radiografías, y tampoco obedece a ningún medicamento concreto. Está entre las enfermedades más desagradecidas de la clínica diaria.

Buena falta nos estaba haciendo a todos, también a los periodistas de la salud, esta originalísima aportación interdisciplinar del doctor Martínez Lavín, a quien la fibromialgia empezó a seducir allá por 1976 cuando se formaba en la Clínica Scripps de California (Estados Unidos).

Destaco la complejidad de síntomas o señales que da, reunidos en los capítulos VII y VIII, y que a partir de ahora van a ser como un espejo de gran utilidad para médicos y pacientes. Y en esta misma línea de dar con el buen diagnóstico también me parece sobresaliente el capítulo XI, donde se enumeran las enfermedades que no deben confundirse con la fibromialgia. Pero ningún renglón tiene desperdicio.

Es un libro de esperanza, armado magníficamente con generosidad científica. Le deseo que haga tanto bien como para mí quiero. Anímate a convertirlo en maestro y compañero.

MANUEL TORREIGLESIAS

Dedicatoria

Este libro está dedicado, con agradecimiento, a mi padre, el primigenio Dr. Martínez Lavín. Médico cabal, «de los de antes», recuerdan sus pacientes, «de los que ya no hay», refieren con nostalgia. Visitaba a los enfermos en sus casas. Curaba un catarro, atendía un parto o resolvía con magistral habilidad quirúrgica una complicada peritonitis. En la sala de espera de su consultorio estaban sentados, codo con codo, el indigente —a quien después le dispensaba el pago de la consulta— y el encumbrado empresario que venía a notificarle que su atinado diagnóstico había sido corroborado en algún reputadísimo centro médico estadounidense. Su vida fue un ejemplo de conducta intachable, combinada con flexibilidad y bonhomía en su comportamiento personal. El hecho de poseer su profesión y su apellido ha sido mi mejor carta de presentación y, al mismo tiempo, representan un incentivo constante para emular sus valores éticos.

Capítulo I

Razones para escribir un libro sobre fibromialgia

Una historia frecuente

La historia de Gabriela le puede parecer familiar. Durante años, su molestia principal ha sido el dolor intenso en diversas partes de su cuerpo. Esta molestia se acompañaba de otros síntomas: un profundo cansancio que no mejoraba con el reposo, insomnio, ansiedad, jaquecas, calambres, hormigueo de brazos y piernas, cólicos abdominales, urgencia y ardor al orinar. Los síntomas la llevaron a consultar a diversos médicos especialistas, quienes ordenaron múltiples análisis de laboratorio y estudios radiológicos o tomográficos con resultados negativos. A Gabriela se le administraron numerosos medicamentos e incluso fue sometida a dos intervenciones quirúrgicas. Todo este laborioso y costoso peregrinar no desembocó en una mejoría de las molestias y, lo que fue más frustrante para ella, no se le ofreció una explicación lógica para sus múltiples síntomas, o se le dio un diagnóstico específico que después resultó incorrecto. Con frecuencia, en la entrevista final los médicos le dijeron algo como: «Usted no tiene nada, todo está en su cabeza».

La falta de un diagnóstico hizo que sus seres cercanos la consideraran una persona exagerada, incluso histérica.

La historia de Gabriela es la de muchas personas que sufren lo que se conoce como *fibromialgia*. Aunque muy frecuente, por desgracia esta enfermedad es desconocida o mal entendida por la mayoría de los médicos y por la sociedad en general. Esta ignorancia conduce inevitablemente a un maltrato persistente hacia la multitud de personas que la padecen.

Aprendí a familiarizarme con la fibromialgia entre los años 1975 y 1977, durante mi entrenamiento formal en Reumatología llevado a cabo en la clínica Scripps de California, en Estados Unidos. El jefe del Departamento de Reumatología —el Dr. Kahler Hench— tenía especial interés por este síndrome. De hecho, fue él quien sugirió que la enfermedad debería ser denominada *fibromialgia*, en lugar de *fibro-*

sitis, como se la llamaba hasta entonces. Su sugerencia encontró la aceptación internacional. Cuando regresé a México —mi país natal— en 1977 continué atendiendo numerosos casos de fibromialgia, pero mi interés en la investigación desarrollada en la magnífica institución donde he tenido el privilegio de trabajar toda mi vida académica (el Instituto Nacional de Cardiología Ignacio Chávez) estaba enfocado primordialmente a dilucidar las causas de otro síndrome fascinante, la osteoartropatía hipertrófica. No fue sino hasta la década de los noventa cuando los proyectos de investigación abarcaron también la fibromialgia.

La idea de centrarme en esta enfermedad nació al saber que el Dr. González-Hermosillo —jefe del Departamento de Electrofisiología de nuestro instituto— adquiría un moderno equipo electrocardiográfico que permitía estudiar el funcionamiento del sistema nervioso autónomo mediante análisis cibernéticos de la variación de los latidos cardiacos. Teníamos ya la hipótesis de que la fibromialgia podría ser causada por una desregulación del sistema nervioso autónomo. Antes del advenimiento del análisis cibernético de la variabilidad del ritmo cardiaco, el funcionamiento de dicho sistema autónomo era prácticamente intangible, ya que se contaba solamente con recursos primitivos de estudio. Le comenté la idea al Dr. González-Hermosillo. Él la acogió con entusiasmo y comenzamos las investigaciones.

Hemos quedado fascinados por el cúmulo de información nueva que se ha generado en los últimos años alrededor de la fibromialgia. Es ver cómo finalmente las piezas dispersas de un gran rompecabezas empiezan a encajar y dibujan una imagen más nítida y coherente de la realidad. De particular importancia ha sido el engarzar dos piezas cardinales: una tecnología electrocardiográfica avanzada con un padecimiento ajeno a los problemas del corazón. Esta conexión sólo se podría haber hecho en un instituto de cardiología.

En este libro se explica qué es la fibromialgia, cuáles son las molestias que causa, cómo se puede diagnosticar y cuál es su tratamiento actual. El objetivo es también discutir los intrincados mecanismos que desatan y mantienen la enfermedad. Por las características peculiares de ésta, es necesario abordar también temas colaterales, como la investigación científica, el efecto placebo, la medicina complementaria y la charlatanería. Todo esto, en un lenguaje accesible a los pacientes y sus familiares, alejado de tecnicismos y jerga médica.

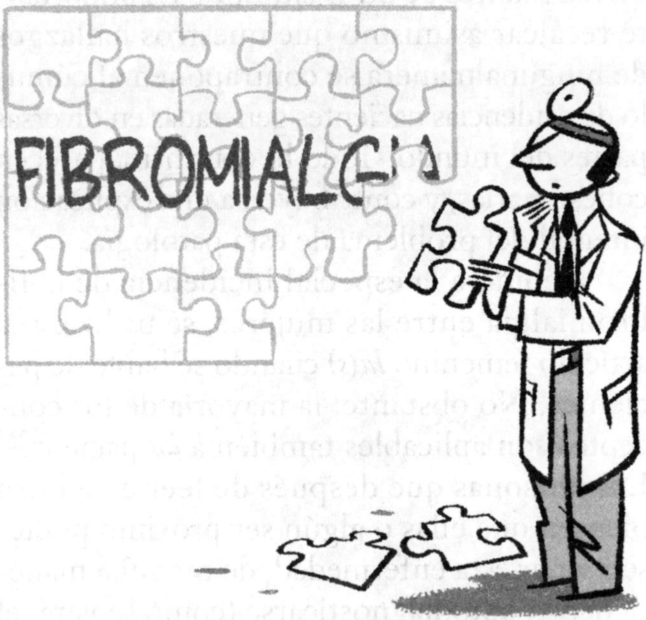

En la discusión de los mecanismos que desatan la fibromialgia hay algo —o mucho— de sesgo que enfatiza las investigaciones generadas en nuestra institución. Esto debe considerarse como una reacción natural de un investigador que está fascinado y obsesionado con sus descubrimientos. He de advertir, sin embargo, que, como veremos más adelante, las conclusiones de las indagaciones científicas son necesariamente imparciales y que nuestros resultados iniciales ya han sido corroborados por investigadores de otras latitudes. Es importante recalcar asimismo que nuestros hallazgos de ninguna manera se contraponen al cúmulo de evidencias nacientes generadas en diversas partes del mundo. Todo lo contrario, parecen cohesionarlas, y contribuyen a una explicación integral del problema de esta patología.

Debido a la especial incidencia de la fibromialgia entre las mujeres, se utilizará el artículo femenino *la(s)* cuando se hable de pacientes. No obstante, la mayoría de los conceptos son aplicables también a *los* pacientes. Las personas que después de leer este libro piensen que ellas o algún ser próximo pudiesen tener esta enfermedad, de ninguna manera deben autodiagnosticarse (como se verá, el diagnóstico no es sencillo) y menos aún automedicarse. Es fundamental que acudan a un médico familiarizado con este padecimiento para que defina bien su situación.

Este libro no sólo se dirige a las pacientes con fibromialgia y a sus familiares, sino también a los médicos. Aunque se utiliza en la redacción un lenguaje sencillo, las discusiones intentan ser profundas, actualizadas y detalladas. Las afirmaciones están basadas en estudios científicos. Incluso, al final del volumen, se añaden las referencias bibliográficas para que los médicos interesados conozcan las fuentes científicas originales.

Los lectores profanos en la materia podrán sentir que ciertas secciones, en especial aquellas donde se explican los mecanismos de desarrollo de la fibromialgia, son intrincadas. Para remediar esta posible dificultad, al final de cada capítulo se resume el contenido fundamental del mismo.

La información otorga poder. Este libro intenta paliar de alguna manera la profunda desinformación en torno a la fibromialgia, con la esperanza de que la multitud de personas que la padecen no tengan que soportar, como lo hizo Gabriela, además del dolor físico, el dolor de la incomprensión y la frustración por la falta de un diagnóstico concluyente.

RESUMEN

La fibromialgia es un padecimiento desconocido o mal entendido por la mayoría de los médicos y por la sociedad en general.

Esta ignorancia conduce inevitablemente a un maltrato persistente hacia la multitud de personas que la padecen.

Este libro intenta paliar esta desinformación.

Capítulo II

Definición, frecuencia e historia de la fibromialgia

Definición

La fibromialgia es un padecimiento muy común. Se calcula que afecta al 2 por ciento de la población. La gran mayoría de los afectados (entre el 80 y el 90 por ciento) son mujeres. La variación de edad de las pacientes es muy amplia: va desde la preadolescencia hasta la vejez.

Dos características definen la enfermedad:

1. Dolor crónico generalizado. A estas personas les duele todo el cuerpo, les duele mucho y de manera persistente.

2. Sensibilidad exagerada a la presión en determinadas zonas del cuerpo.

Como veremos más adelante, estas dos características definitorias se acompañan siempre de otras molestias diversas.

HISTORIA

El término *reumatismo* proviene del griego *reuma*, que significa 'humor' o 'sustancia'. Los antiguos creían que los dolores reumáticos eran provocados por una sustancia que se originaba en la cabeza y que, al caer en los músculos y en las articulaciones, causaba dolor. A dicha sustancia se la denominó, tiempo después, *catarro*. En el siglo XVIII se estableció que el reumatismo no representaba una sola enfermedad, sino que el dolor en los músculos podía ser la manifestación de múltiples padecimientos. Asimismo, se fijó el término *artritis* para denominar aquellos padecimientos reumáticos que provocaban inflamación de las articulaciones. En aquel entonces se empezaron a reconocer entidades reumáticas específicas, como la fiebre reumática, la artritis reumatoide y la gota, entre otras.

En el siglo XIX se encontró que existía una forma de reumatismo muscular no deformante, en la cual el dolor se acompañaba de hipersensibilidad al palpar ciertas zonas donde se localizaba el tejido fibroso de los músculos. Al presionar estos puntos, el dolor se irradiaba a zonas vecinas. A principios del siglo XX se acuñó el término *fibrositis* (que literalmente significa 'inflamación del tejido fibroso') para diagnosticar a las pacientes que tenían dolor muscular difuso e hipersensibilidad en ciertos puntos anatómicos. En aquellos años se pensaba que la causa del dolor radicaba en una inflamación bien localizada dentro de los músculos y tejidos fibrosos. Sin embargo, esta teoría no se corroboró, ya que las biopsias de los sitios musculares doloridos no mostraron datos de inflamación. Los médicos no encontraban explicación ni diagnóstico adecuado para un grupo creciente de pacientes que acudían a consultarlos aquejados de molestias musculares difusas. Este fenómeno fue particularmente notorio durante la Segunda Guerra Mundial, cuando muchos soldados sufrieron de estos síntomas. Al no hallar una explicación adecuada, algunos médicos diagnosticaban a los pacientes como portadores de un *reumatismo psicógeno*.

La era científica en el conocimiento de la fibromialgia comenzó en la década de los setenta del siglo pasado. Como reconocimiento a la ausencia de fenómenos inflamatorios, se cambió el término *fibrositis* (que, como ya hemos dicho, significa 'inflamación del tejido fibroso') por *fibromialgia* ('dolor en músculos y tejidos fibrosos'). Sin embargo, no existían criterios diagnósticos precisos que permitieran definir mejor la enfermedad y diferenciarla de otros padecimientos reumáticos. Esta situación era una rémora en el avance del conocimiento de la enfermedad. Un avance importante en la historia de la fibromialgia se dio en 1990, con la publicación de los criterios de clasificación promulgados por el Colegio Americano de Reumatología. Es importante recordar cómo se definieron dichos criterios. Un grupo de expertos de Estados Unidos y Canadá recabaron información detallada de las alteraciones que manifestaba un grupo grande de pacientes con fibromialgia (293 casos) y la contrastaron con las alteraciones presentadas por otro grupo de pacientes que tenían otras enfermedades reumáticas susceptibles de ser confundidas con la fibromialgia (265 casos). Se hicieron cálculos estadísticos precisos. El resultado fue que había dos manifestaciones mayores que podríamos considerar definitorias de la fibromialgia:

- Dolor difuso crónico en los cuatro cuadrantes del cuerpo.
- Sensibilidad exagerada a la palpación en los sitios anatómicos específicos.

Conviene enfatizar que éstos son criterios de clasificación que sirven para uniformar los estudios científicos. Cuando hablamos de un paciente en particular no se puede ser tan rígido. Por otro lado, el examen estadístico del estudio del Colegio Americano de Reumatología permite identificar otras características distintivas de la fibromialgia, que son:

- Fatiga que no mejora con el reposo.
- Alteraciones del sueño.
- Entumecimiento difuso del cuerpo por las mañanas.
- Hormigueo o calambres en brazos y piernas.
- Dolor de cabeza.
- Intestino irritable.
- Fenómeno de Raynaud (se explica más adelante).
- Ansiedad o depresión.

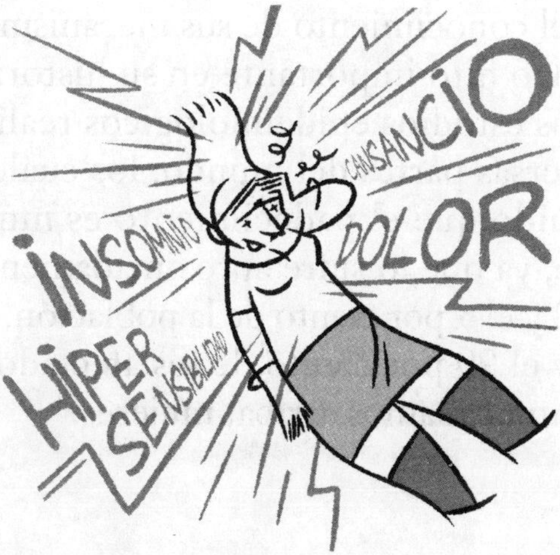

Todos estos síntomas son más frecuentes en personas que sufren fibromialgia, al compararlas con personas que padecen enfermedades reumáticas similares.

Recientemente, se han reconocido otras molestias que pueden estar asociadas a la fibromialgia, tales como el crispamiento de la mandíbula con dolor durante la noche (el llamado *síndrome témporo-maxilar)* y la cistitis no infecciosa. En el capítulo VIII se analizan en detalle todas estas alteraciones.

Desde que se promulgaron los criterios diagnósticos de esta patología hasta la fecha, hemos asistido a una verdadera explosión en el número de investigaciones científicas sobre la fibromialgia procedentes de diferentes países, lo cual se ha traducido en un notorio avance en el conocimiento de sus mecanismos.

Otro hito importante en su historia han sido los estudios epidemiológicos realizados en diversas partes del mundo, los cuales han concluido que el padecimiento es muy frecuente, ya que lo sufre aproximadamente entre el 2 y el 3 por ciento de la población. Entre el 80 y el 90 por ciento de los afectados son, como indicábamos arriba, mujeres.

RESUMEN

La fibromialgia es un padecimiento muy frecuente. Afecta sobre todo a mujeres. Se caracteriza por dolor en diversas partes del cuerpo, cansancio que no mejora con el reposo, insomnio, hormigueo o calambres en brazos o piernas e hipersensibilidad a la presión en diferentes partes del cuerpo.

Capítulo III

El dolor, más fácil sentirlo que definirlo

La manifestación principal de la fibromialgia es el dolor. Por eso, es fundamental en primer lugar definirlo, para después hablar sobre los diferentes tipos de dolor y exponer cuáles son los mecanismos que nos hacen sentirlo.

Prácticamente todos los seres humanos hemos experimentado dolor en algún momento de nuestra vida; por lo tanto, sabemos bien qué es. Sin embargo, es más difícil intentar definirlo con palabras, ya que se trata de una sensación subjetiva y particular. La definición más aceptada del dolor es la sugerida por la Asociación Internacional para el Estudio del Dolor; a saber: «Una sensación desagradable acompañada por una emoción, que se percibe como un daño a nuestro cuerpo». En esta definición conviene destacar tres aspectos:

- No sólo sentimos el dolor, sino que, de inmediato, nos nace el deseo de buscar su causa para eliminarlo.
- Asociamos el dolor con un daño a nuestro cuerpo (por ejemplo, el dolor de muelas, el de una fractura de hueso o el de una quemadura).
- La sensación dolorosa se acompaña de una reacción emocional negativa que las personas frecuentemente expresan en forma de gesticulaciones que pueden llegar al llanto. Hay que resaltar el hecho de que el componente emocional ya está explícito en la definición del dolor.

Cuando se inflige un daño a nuestro organismo, la sensación dolorosa se transmite a través de nervios periféricos específicos hacia la médula espinal, una central nerviosa que corre por dentro de la columna vertebral. En la médula espinal se establecen interconexiones que podrían definirse como estaciones de relevo y de modulación. Dichas estaciones se encuentran en unos ganglios ubicados en las raíces posteriores de los troncos nerviosos que nacen de la médula espinal, y también dentro de la misma médula, en sus astas dorsales. En estas localizaciones, se procesa y modula la sensación dolorosa y se transmite al cerebro. Otros sitios adicionales de modulación del dolor, que también actúan como centrales de alarma, son ciertas partes del tallo cerebral, como el hipotálamo y el tálamo. Estos centros activan de manera automática el sistema de respuesta a la agresión, que está compuesto principalmente por el sistema nervioso autónomo, el cual —como veremos más adelante— es nuestro sistema principal de regulación y defensa. El otro componente del sistema de respuesta al estrés es el eje hormonal que secreta la cortisona interna. Finalmente, el estímulo doloroso llega a la corteza cerebral, en donde la sensación se vuelve consciente y obliga al individuo a poner atención inmediata al estímulo doloroso y a tomar medidas urgentes para intentar eliminar su causa.

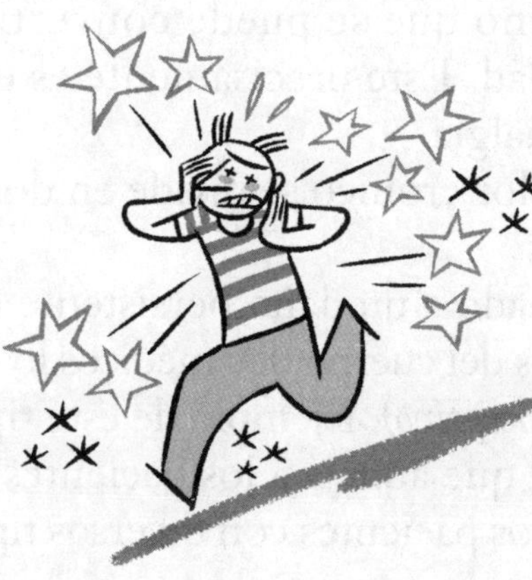

Es importante diferenciar el dolor de corta duración (dolor agudo) del de larga duración (dolor crónico). Evidentemente, el dolor agudo es muy útil para el individuo que lo sufre; es una señal de alarma que nos dice que nuestro cuerpo ha sido agredido y, por ende, demanda una respuesta inmediata. El dolor de muelas nos indica que probablemente existe una infección y que debemos acudir al dentista para resolver el problema. El dolor de una fractura nos obliga a inmovilizar la parte afectada y así comienza el proceso de curación. El dolor de una quemadura nos lleva a alejar nuestra mano del fuego.

Algo totalmente diferente sucede con el dolor crónico, pues la sensación deja de ser útil para el individuo que la experimenta. Con la cronicidad, el dolor ya no es solamente una sensación, sino que se puede convertir en una enfermedad. Éste precisamente es el caso de la fibromialgia.

El dolor crónico se divide en dos grandes vertientes:

- El asociado a un daño persistente en las estructuras del cuerpo (los médicos lo llamamos *dolor nociceptivo*). Ejemplo de este tipo de dolor es el que aqueja a los pacientes con cáncer o a los pacientes con diversos tipos de artritis. En dichos casos, existe en el cuerpo una inflamación y un daño constante, que las fibras nerviosas están incesantemente transmitiendo al cerebro.

- En contraste, hay otro tipo de dolor que es debido a una alteración intrínseca de las fibras nerviosas encargadas de transmitir los impulsos dolorosos. A este tipo de dolor se lo denomina *neuropático*. En estos casos, no hay daño en la estructura del cuerpo; sin embargo, los nervios encargados de transmitir dolor están irritados y envían de manera constante señales que el cerebro interpreta como si el cuerpo estuviera inflamado o golpeado. Esta irritación puede suceder en los nervios periféricos o bien en las estaciones de relevo (en los ganglios de las raíces posteriores, en las astas dorsales o en el tálamo).

Los conocimientos recientes han desvelado un fenómeno muy importante que hace que ciertos tipos de dolores crónicos —en especial, el dolor neuropático— se perpetúen y se intensifiquen. Es el *fenómeno de la resonancia* o *del agrandamiento* (*wind-up*, en inglés). Esta expresión se debe a una sensibilización anormal de las vías del dolor que ocurre principalmente en la médula espinal, las cuales quedan persistentemente irritadas (a este fenómeno se lo denomina *sensibilización central de las vías del dolor)*. Para explicarlo, ponemos el siguiente ejemplo: imaginemos que, de manera intermitente, aplicamos un objeto caliente en nuestra mano. El cerebro registra el estímulo caliente/doloroso también de manera intermitente. Algo distinto sucede en ciertos casos de dolor crónico neuropático en donde exista ya una sensibilización de las vías del dolor. A pesar de que la aplicación del estímulo sea intermitente y de idéntica intensidad, el dolor se siente cada vez más prolongado y, finalmente, llega a ser constante. Por otro lado, el dolor se percibe cada vez más acentuado, aunque el estímulo siga siendo de la misma intensidad y tiempo. Al llegar a este extremo, aun los estímulos inocuos —como sería el rozar la mano— se sienten dolorosos.

La sensibilización central se lleva a cabo, principalmente, en la médula espinal, y se debe a que los nervios encargados de transmitir el dolor secretan en exceso sustancias que incitan al dolor, tales como la *sustancia P*, el *glutamato* y el *aspartato*. Hay también una hiperactividad de los denominados *canales de calcio dependientes de voltaje*, que aceptan esta transmisión exagerada. Pero no sólo se producen cambios bioquímicos en la médula espinal, sino también cambios estructurales microscópicos (a este fenómeno se lo denomina *neuroplasticidad)* que perpetúan este estado de irritabilidad de manera irreversible. En la sensibilización central existe, además, una acción deficitaria de sustancias que normalmente inhiben la transmisión del dolor, como la *adenosina* y el *ácido gamma-amino-butírico (GABA).*

Otro factor importante que puede influir en la perpetuación del dolor neuropático y en la génesis de la sensibilización central es la participación del sistema nervioso simpático. A este fenómeno se lo denomina *dolor mantenido por el sistema simpático.* Como veremos en el próximo capítulo, la rama simpática es la parte del sistema nervioso autónomo encargada de «acelerar» las funciones del organismo. Trabaja mediante la secreción de adrenalina. En situaciones normales, la adrenalina es incapaz de activar las terminales nerviosas encargadas de transmitir dolor. De hecho, durante los periodos de estrés agudo, cuando hay secreción excesiva de adrenalina ocurre lo contrario: las personas se vuelven más resistentes al dolor. Sin embargo, algo totalmente diferente sucede después de un fuerte traumatismo físico (y quizás emocional): los nervios encargados de transmitir dolor se tornan sensibles a la acción de la adrenalina. Esto se ha visto de manera muy clara en el modelo animal de dolor crónico. En aquellas ratas que sufren daño en su nervio ciático, la conducción eléctrica a través de las vías dolorosas se incrementa cuando las terminales nerviosas se ponen en contacto con adrenalina. Más aún, en los ganglios de las raíces posteriores se observa una gemación de terminales simpáticas, de lo que resulta una interconexión anormal entre el sistema simpático que produce adrenalina y las vías dolorosas. Nosotros proponemos que esta alteración situada en los ganglios de las raíces posteriores de la médula espinal es fundamental en la persistencia del dolor fibromiálgico.

Al hablar de la patología de los ganglios de las raíces posteriores de la médula espinal, debemos recordar e inclinarnos ante la ilustre figura del padre de las neurociencias Santiago Ramón y Cajal. Un personaje adelantado a su tiempo, quien hace ya más de un siglo describió las conexiones anormales entre el sistema simpático y las vías del dolor que tiene lugar en los ganglios de las raíces posteriores. Tales conexiones anormales han sido «redescubiertas» un siglo después.

Reiteramos: el dolor crónico constituye una situación tan compleja que deja de ser solamente un síntoma y se convierte en una verdadera enfermedad. El ejemplo más diáfano de esta mutación es la fibromialgia.

RESUMEN

- El dolor es una sensación desagradable que advierte que hay una agresión al cuerpo.
- El dolor de corta duración (dolor agudo) es útil para el individuo que lo sufre, en contraste con el dolor persistente (crónico), que pierde su utilidad y se puede convertir en enfermedad. Es el caso de la fibromialgia.
- El dolor crónico inevitablemente provoca cambios emocionales negativos.
- El dolor persistente puede ser causado por una irritación constante de los nervios encargados de transmitir los impulsos dolorosos sin que exista daño en el cuerpo. A este fenómeno se lo conoce como *dolor neuropático.*
- En los casos de dolor neuropático, se pueden desarrollar conexiones anormales entre el sistema nervioso simpático y las vías dolorosas. En tales circunstancias, la adrenalina empeora el dolor.

Capítulo IV

El enigmático efecto placebo

Cuando hablamos de dolor crónico hay que discutir también el efecto benéfico que puede tener sobre este síntoma la ingestión de pastillas o la inyección de sustancias que no contienen principio activo alguno. A dichas sustancias inertes se las denomina *placebo*, y a la acción benéfica, *efecto placebo.* La acción benéfica se deriva de la convicción, por parte del paciente, de que la sustancia ingerida va a paliar el dolor.

El efecto placebo es muy común; se calcula que aproximadamente la tercera parte de las personas que ingieren una sustancia inactiva tienen mejoría de su dolor en mayor o menor grado si creen que la sustancia les va a ayudar. Este efecto se observa en diversas clases de dolor, desde el producido después de una extracción dentaria hasta aquel que acompaña a diferentes tipos de artritis o cáncer. El efecto placebo se multiplica cuanto más aparatosa sea la intervención terapéutica. La cirugía con sus notorios estigmas, las suturas y la cicatriz, ejerce un poderoso efecto placebo. Un buen ejemplo de este fenómeno está en el famoso estudio controlado de cirugía artroscópica de rodilla (una de las intervenciones quirúrgicas más comunes para el dolor artrítico de rodilla) publicado en la prestigiosa revista científica *New England Journal of Medicine* en el año 2002.

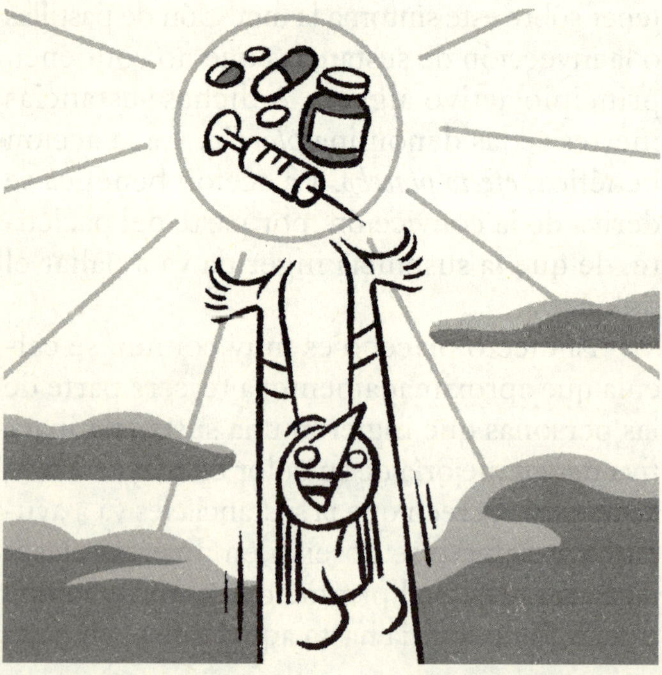

De los 180 pacientes que participaron, a un subgrupo los sometieron, sin que lo supieran, a una operación simulada (solamente los sedaron, les practicaron una incisión y se la suturaron); los que se sometieron a la verdadera operación sintieron tanto alivio en el dolor como aquellos a los que se les practicó la falsa intervención. En algunos de estos últimos casos, la mejoría del dolor y de la movilidad duró hasta dos años.

Debido a lo común del efecto placebo, ahora todos los estudios científicos serios en donde se investigue si un medicamento es efectivo para el dolor deben incluir un grupo de control que, supuestamente, tome la misma píldora o se inyecte idéntica sustancia, pero que carezca de cualquier principio activo. Dicho en otras palabras, para que un analgésico sea realmente eficaz, debe mejorar a más del 30 por ciento de los sujetos que lo consumen.

La buena relación médico-paciente también tiene efecto placebo. Se ha comprobado que el hecho de explicar al paciente cuál es el diagnóstico mejora los síntomas, en contraste con lo que sucede cuando el paciente es informado de que el doctor no está seguro de la causa de su enfermedad.

Hay que enfatizar ciertas características del efecto placebo:

- No es un efecto que necesariamente dure poco tiempo, puede durar meses e incluso años.
- La acción benéfica la siente cualquier tipo de persona, no únicamente las «sugestionables». Es un efecto real en donde se libera la «farmacia interna» de nuestro organismo, principalmente los poderosos analgésicos internos denominados *endorfinas.* Hay que desechar la idea de que es «pura imaginación». Si se dan sustancias para bloquear las endorfinas, el efecto placebo no se produce. No hay que confundir efecto placebo con no hacer nada. Por otro lado, el efecto placebo aumenta y complementa la acción de los medicamentos; por lo tanto, se puede convertir en una efectiva arma terapéutica.

Tanto pacientes como médicos deben echar mano de los potentes analgésicos que contiene esta farmacia interna. Esto se puede lograr con una buena relación médico-paciente, en donde exista entendimiento y confianza mutua.

Aparte del efecto placebo, hay otras razones naturales para que una persona con dolor crónico mejore al ingerir cualquier sustancia:

la primera es la trayectoria normal del padecimiento, que de por sí vaya ya hacia la mejoría; la otra es la tendencia matemática denominada *regresión hacia la media*. Esto último quiere decir que en las etapas de exacerbación de los padecimientos (que es cuando se toman los medicamentos) hay una tendencia natural a regresar al estado original de las molestias.

RESUMEN

- Se denomina *efecto placebo* a la acción benéfica que pueden tener sobre el dolor la ingestión de pastillas o la inyección de sustancias que no contienen principio activo alguno.
- La convicción de que cierto tratamiento va a ser benéfico libera la «farmacia interna» del cuerpo que contiene los potentes analgésicos llamados *endorfinas*.
- El efecto placebo es real; también se obtiene mediante una buena relación médico-paciente.

Capítulo V

El yin y el yang de nuestro cuerpo: el sistema nervioso autónomo

En la filosofía oriental existe un sistema de equilibrio universal —el yin y el yang— que, de manera armónica, une los opuestos: el frío con el calor, la luz con la sombra, lo femenino con lo masculino, el día con la noche, lo suave con lo duro, lo húmedo con lo seco. Son opuestos, pero al mismo tiempo interdependientes y dinámicos, el yin se convierte en yang, y viceversa. No se puede concebir el yin sin el yang; juntos forman el tao.

El sistema nervioso autónomo de nuestro organismo es la representación biológica de este concepto oriental de equilibrio. En vista de que la desregulación de dicho sistema nervioso autónomo parece jugar un papel primordial en el desarrollo de la fibromialgia, describimos en este capítulo introductorio las características de este aparato fundamental en la salud de los seres vivos.

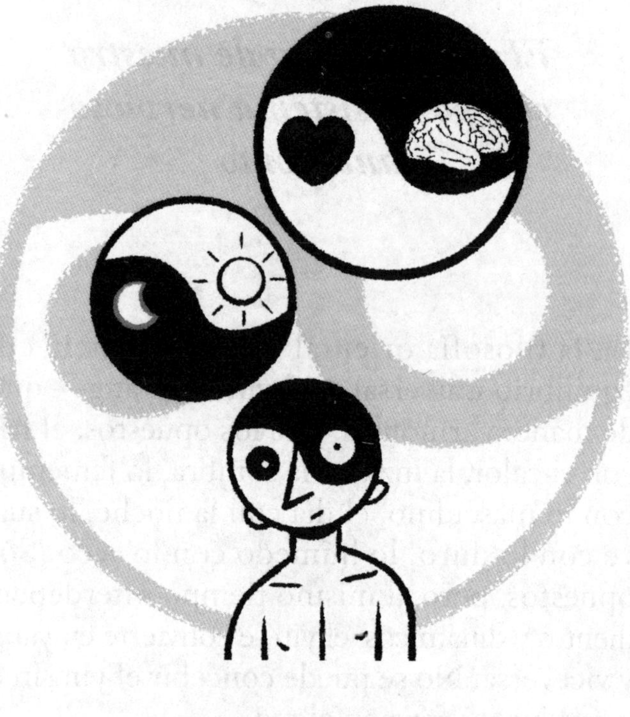

¿QUÉ ES EL SISTEMA NERVIOSO AUTÓNOMO?

El sistema nervioso autónomo es una intrincada red nerviosa. Desempeña una función capital en la vida de todos los animales, incluidos los seres humanos. Está encargado de mantener el equilibrio funcional de nuestro organismo sin que nos percatemos de ello (de aquí el adjetivo *autónomo).* Mantiene la presión arterial, la frecuencia del pulso y de la respiración, así como el funcionamiento normal de todos los órganos internos. Se encarga también de responder al estrés. Entiéndase como estrés cualquier estímulo, ya sea físico —una quemadura, un infarto al corazón— o emocional —un susto, un enfado— que intente alterar el equilibrio de nuestro organismo. Al término *estrés* hay que privarlo de su connotación puramente psicológica.

El sistema nervioso autónomo trabaja en estrecha colaboración con el sistema endocrino —responsable de la producción de hormonas—, en especial con el eje de la cortisona. También mantiene una importante relación con el sistema inmunológico.

El centro del funcionamiento del sistema nervioso autónomo está localizado en el tallo cerebral y en las zonas del cerebro denominadas hipotálamo y tálamo. El sistema tiene dos ramas. Una, que podríamos denominar *aceleradora*, que es el sistema nervioso simpático, se ocupa de poner a todo el cuerpo en estado de alerta, «listo para la pelea o la huida». El sistema simpático trabaja mediante la secreción de la adrenalina y sus congéneres.

La adrenalina es una hormona producida en la parte interna de las glándulas suprarrenales. Se la conoce también como *epinefrina*. Por su fórmula química, pertenece al grupo de sustancias denominadas *catecolaminas*. En este grupo se encuentran la *norepinefrina* y la *dopamina*. De hecho, estas dos últimas son los verdaderos neurotransmisores simpáticos. Sin embargo, para evitar confusiones, en este libro se agrupará este conjunto de sustancias bajo el término genérico y popular de *adrenalina*.

Como contrapartida de la rama simpática se encuentra la rama parasimpática, que tiene acciones antagónicas, ya que favorece el sueño y la digestión. Esta rama trabaja principalmente mediante la secreción de *acetilcolina*. Ambas ramas funcionan como el yin y el yang: si hay elevación del tono simpático, se produce como consecuencia una natural disminución del parasimpático.

El sistema autónomo tiene un *ritmo circadiano*. Esto quiere decir que la actividad de las dos ramas sigue los ciclos día/noche. Durante el día predomina la actividad simpática, lo que permite al sujeto estar activo y listo para reaccionar ante las demandas físicas e intelectuales cotidianas. En cambio, durante la noche prevalece la actividad parasimpática, que favorece el sueño y el descanso reparador. Estos ciclos día/noche también son seguidos por el sistema endocrino que produce hormonas (principalmente cortisol y melatonina) y por el sistema que regula la temperatura interna del cuerpo.

La preservación de un ritmo circadiano armónico es fundamental en el mantenimiento de la salud de los animales, incluidos los humanos. Durante miles de años, los ciclos día/noche estaban acompasados con los estímulos externos correspondientes: luz, ruido y actividad, durante el día; oscuridad, silencio y descanso, por la noche. El proceso de industrialización en las últimas décadas ha cambiado radicalmente estos ciclos armónicos. Ahora, al llegar la noche prosiguen la luz, el ruido y la actividad. Esta alteración necesariamente impacta de manera negativa en el equilibrio funcional de los seres vivos.

El sistema autónomo tiene interconexiones con la corteza cerebral y, por ende, con la conciencia. Entonces, las emociones (la ira, el miedo, el susto) se traducen en respuestas biológicas (la palidez, la taquicardia, la dilatación de las pupilas) precisamente mediante la activación simpática. Utilizando un término cibernético, podemos decir que el sistema nervioso autónomo es la interfaz entre la mente y el cuerpo. Dicho sistema autónomo también interactúa con el sistema inmune, que es el responsable de rechazar infecciones.

El sistema nervioso autónomo se encarga de funciones tan elementales como evitar que nos desmayemos al ponernos de pie. Cuando nos erguimos, la fuerza de la gravedad tiende a disminuir la irrigación sanguínea del cerebro, ya que por simple gravedad la sangre se acumularía en las venas de las piernas. Para evitar este descenso de la presión arterial en la cabeza, al ponernos de pie el sistema simpático produce adrenalina de manera instantánea; entonces, el corazón se acelera un poco y los vasos sanguíneos se contraen otro poco. Esta reacción inmediata da como resultado que la irrigación cerebral se mantenga a pesar de la fuerza de la gravedad.

Las ramas simpáticas viajan desde el tallo cerebral a lo largo de la columna vertebral, y de allí se extienden a todos los órganos del tórax y del abdomen, en especial al corazón y a las glándulas suprarrenales. Estas últimas son una importante reserva de adrenalina. Desde luego, el sistema simpático también actúa sobre las cuatro extremidades del cuerpo. La rama parasimpática está representada principalmente por el nervio vago que inerva el corazón y los intestinos.

RESUMEN

- Los seres vivos disponemos de un mecanismo indispensable que armoniza el funcionamiento de nuestro cuerpo denominado *sistema nervioso autónomo.*
- Mantiene las funciones básicas del organismo, como la presión arterial, la respiración y la digestión, entre muchas otras.
- Tiene dos ramas, una «aceleradora», denominada *sistema simpático,* la cual trabaja mediante la producción de adrenalina y pone a todo el cuerpo en estado de alerta. Su antagonista es el *sistema parasimpático,* que favorece la digestión y el sueño.
- Las funciones de dicho sistema están acompasadas con los ciclos día/noche.
- El sistema nervioso autónomo conecta las funciones de la mente con las del cuerpo.

CAPÍTULO VI

Hablemos de las manifestaciones de la fibromialgia

PREDISPOSICIÓN GENÉTICA

Se ha visto que hay cierta predisposición genética a desarrollar la fibromialgia, ya que el padecimiento puede afectar a diferentes miembros de una misma familia. Varios grupos de investigadores nos hemos centrado en el estudio de las variaciones del gen que da origen a la enzima encargada de inactivar la adrenalina, la cual se denomina catecol-O-metiltransferasa (COMT). Nosotros estudiamos dicho gen por dos razones fundamentales: la primera es que, como se verá más adelante, pensamos que un exceso de adrenalina juega un papel primordial en el desarrollo de la fibromialgia; el segundo motivo fue que en el año 2003 un grupo de investigadores de la Universidad de Michigan, en Estados Unidos, encabezados por el científico español Jon Karl Zubieta, mostraron que una mutación puntual de dicho gen produce una enzima «perezosa» que no degrada bien la adrenalina y que, al mismo tiempo, hace que las personas perciban los estímulos dolorosos con mayor intensidad.

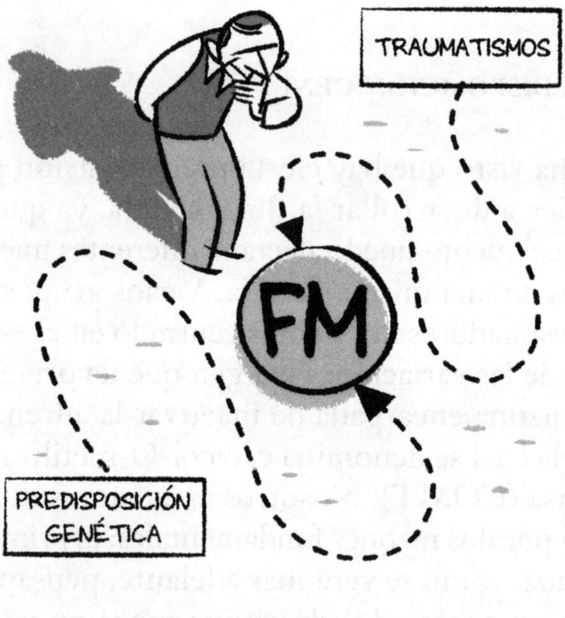

Aclaremos en primer lugar qué es un gen. Un gen es una unidad funcional ubicada en los cromosomas de las células. Los cromosomas poseen toda la información que caracteriza al individuo. El gen está constituido, básicamente, por ácido desoxirribonucleico (ADN). La información contenida en los genes da origen a las proteínas, mediante un proceso denominado *transcripción*.

La tradición médica venía reconociendo los defectos genéticos como aquéllos asociados a la anomalía de todo un cromosoma. Por ejemplo, la alteración del cromosoma 21 como origen del síndrome de Down. Ahora sabemos que, con mucha frecuencia, hay mutaciones puntuales de un gen de las que resultan variaciones en la capacidad funcional de la proteína a la que dan origen. Éste es el caso del gen de la COMT ubicado en el cromosoma 22. Tiene una mutación en un lugar bien determinado, llamado *codón 158*. Como consecuencia de esta mutación se producen cambios funcionales en la enzima correspondiente. Aquellos casos que experimentan una variación del gen COMT denominada *val-158-val* producen una enzima que degrada la adrenalina de manera eficaz; aproximadamente el 25 por ciento de las personas sanas posee esta variación. En el otro extremo del espectro está la mutación *met-158-met*, que la posee también alrededor del 25 por ciento de la población. En estos casos, el gen produce una enzima «perezosa» que no limpia bien el cuerpo de adrenalina. El 50 por ciento restante de la población tiene un gen llamado *heterocigo;* es decir, que por parte del padre heredaron el tipo *val-158-val* y por parte de la madre el *met-158-met* (o viceversa). En estos casos, la enzima resultante tiene actividad intermedia.

Se ha demostrado que las personas sanas que tienen la variación *val-158-val* del gen COMT y que degradan de manera eficaz la adrenalina son resistentes al dolor. Lo contrario sucede en aquéllas con la variación *met-158-met.* Esto significa que la percepción del dolor está, en parte, genéticamente codificada y que los individuos más resistentes al dolor son aquellos que limpian de manera eficaz la adrenalina en su cuerpo.

En el año 2003, un grupo de investigado res turcos, encabezados por el Dr. Gursoy, publicó en una revista científica (ver la referencia) que las pacientes con fibromialgia tienen con menos frecuencia el tipo de gen COMT asociado a la resistencia al dolor *(val-158-val).* Los resultados preliminares de nuestras investigaciones publicadas en 2004 concuerdan con lo descrito por los autores turcos.

En el futuro próximo, seguramente escucharemos más acerca del gen de la COMT y su relación con la enfermedad.

Hay que enfatizar que las alteraciones genéticas son solamente un factor predisponente, un terreno fértil sobre el cual, si se dan las condiciones favorables (mejor dicho, desfavorables) se puede desarrollar la fibromialgia. De ninguna manera, la alteración genética es la causa de esta patología.

Episodios previos

Con alguna frecuencia, las personas con fibromialgia refieren haber sentido molestias vagas muchos años antes del inicio del dolor difuso, como dolor en piernas o en brazos durante la infancia, los cuales fueron interpretados como «dolores del crecimiento».

Factores desencadenantes de la fibromialgia

Es posible que el padecimiento se desencadene después de un incidente bien definido, como puede ser un fuerte traumatismo físico sobre la columna vertebral. Un antecedente frecuente es haber sufrido un «latigazo» en el cuello durante un accidente automovilístico. La historia del traumatismo físico ocurre aproximadamente en la tercera parte de las afectadas.

Se ha comprobado que diversos tipos de infecciones también pueden desatar la fibromialgia, como la enfermedad de Lyme, producida por una extraña bacteria llamada *espiroqueta*, y probablemente por diferentes tipos de infecciones virales todavía no bien definidas. Otras circunstancias predisponentes son diversos tipos de traumatismos emocionales, incluidos los aberrantes casos de abuso sexual.

RESUMEN

- Estudios muy recientes muestran que en los humanos y en los animales la percepción de la intensidad del dolor está genéticamente codificada.
- Los individuos que poseen una enzima (denominada COMT) que degrada eficazmente la adrenalina son resistentes al dolor.
- La eficacia de la COMT está determinada por variaciones puntuales del gen que produce la enzima.
- Resultados preliminares sugieren que las pacientes con fibromialgia tienen con menos frecuencia el tipo de gen COMT que produce una enzima que degrada la adrenalina de manera eficaz.
- En la tercera parte de los casos de fibromialgia, la enfermedad se desencadena después de un fuerte traumatismo físico.
- Los traumatismos emocionales y cierto tipo de infecciones también pueden disparar la fibromialgia.

Capítulo VII

El dolor como enfermedad: el caso de la fibromialgia

Todas las pacientes con fibromialgia refieren dolor en grado variable. La mayoría de los casos que acuden al médico tienen dolor intenso. En una escala de 0 al 10 (siendo 0 la ausencia del dolor y 10 el dolor más intenso que un individuo puede experimentar), el promedio del dolor en las pacientes con fibromialgia que acuden al médico es de 7. Aunque la molestia suele ser generalizada en todo el cuerpo, muchas personas la ubican principalmente en los músculos, huesos o articulaciones. El síntoma puede ser más acusado en el cuello, en la parte baja de la espalda o en las piernas.

Hay factores moduladores del dolor; resaltan por su frecuencia: los cambios de clima, los periodos del ciclo menstrual, la calidad del sueño en la noche previa y la tensión emocional. Puede haber lapsos de días o semanas con pocas molestias. Las primeras horas de la mañana suelen ser las más difíciles. La mayoría de las afectadas amanece con la sensación de haber sido «apaleadas».

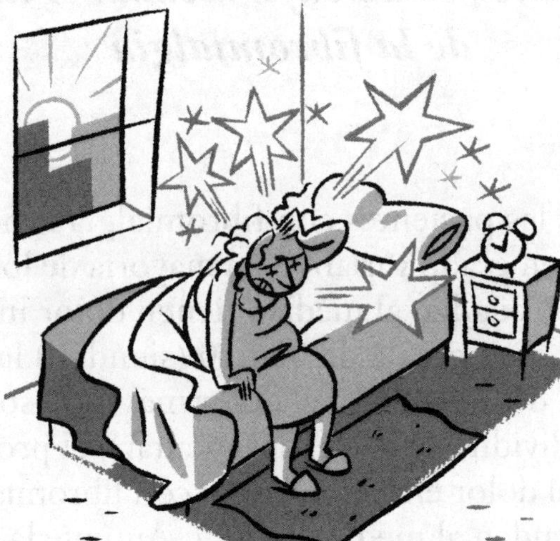

Una característica importante del dolor fibromiálgico es que se acompaña de sensaciones anormales en las extremidades (los médicos llaman a estas sensaciones *parestesias)*, tales como pinchazos, hormigueo, ardor, quemazón, calambres o sentir dolor al usar ropa ajustada. Las *parestesias* son un dato importante que ayuda a diferenciar el dolor fibromiálgico de aquél presente en otros padecimientos reumáticos.

Como parte del dolor generalizado, las pacientes también presentan dolor de cabeza. Éste puede ser difuso o tener características migrañosas. La migraña produce un dolor episódico que en ocasiones viene precedido de una *aura* (ver luces), que afecta frecuentemente un lado de la cabeza y se acompaña de náuseas y molestia al ver la luz.

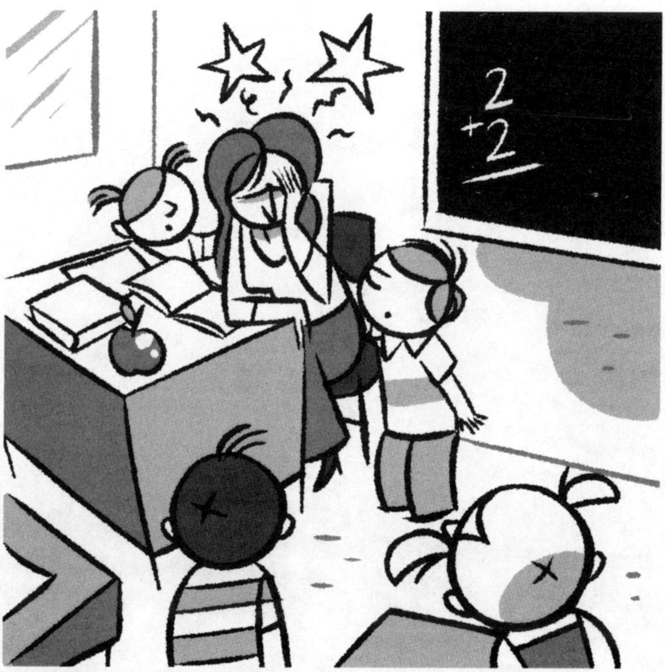

RESUMEN

- El dolor difuso es la manifestación fundamental de la fibromialgia. Se acompaña de sensaciones desagradables, como pinchazos, ardor, quemazón, calambres o dolor de cabeza.

CAPÍTULO VIII

Sin embargo, la fibromialgia es mucho más que dolor

Aparte del dolor crónico, las pacientes manifiestan síntomas variados. Esto no quiere decir que todas las molestias existan en todos los casos, sino que éstas se presentan con más frecuencia en la fibromialgia que en otros tipos de enfermedades reumáticas. La explicación detallada que a continuación se expone de ninguna manera debe ser una fuente de preocupación para las pacientes; la intención es proporcionar una información completa de las posibles manifestaciones que puede presentar el padecimiento.

FATIGA

El cansancio es otra constante en las personas que padecen la enfermedad. Y suele suceder que la fatiga no mejora con el reposo. Las pacientes amanecen tan cansadas o más que como estaban antes de irse a dormir. Por otro lado, la actividad las desgasta. Sienten que «se les acaba la gasolina» o que «se les gasta la batería» en las horas tempranas de la tarde. Como se verá más adelante, existe un solapamiento entre fibromialgia y síndrome de fatiga crónica.

Sueño no reparador

Hay un sueño irritado, con frecuentes sobresaltos o despertares durante la noche. Esta anormalidad ha sido bien registrada por medio de estudios electroencefalográficos, en los cuales se ha visto que las pacientes llegan con más dificultad y duran menos en el estadio IV del sueño. En esta etapa, predominan las ondas delta y se genera el sueño profundo reparador en el cual no hay movimientos oculares rápidos. En el caso de la fibromialgia, el sueño profundo se ve constantemente interrumpido por intrusión de ondas alfa (que se traduce en sobresaltos y despertares). Se han hecho experimentos en individuos sanos a quienes se les priva de los estadios profundos del sueño por medio de ruidos y sacudidas. A la vuelta de varios días, dichos individuos desarrollan síntomas de fibromialgia. Algunas pacientes tienen movimientos involuntarios durante el sueño o una sensación desagradable en las piernas que las obliga a darse masaje o a levantarse y caminar. A estas alteraciones se las denomina *síndrome de piernas inquietas*.

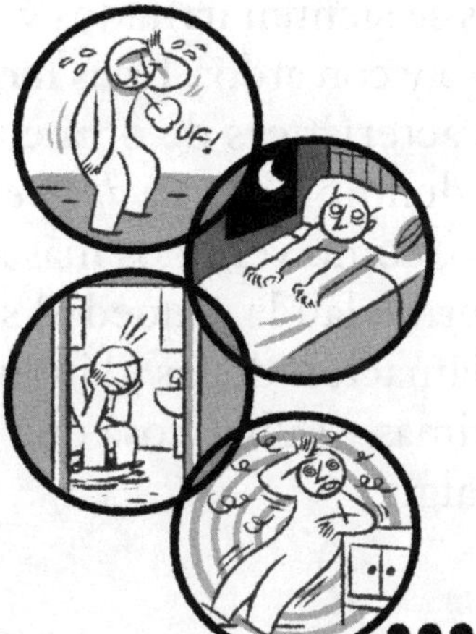

Niebla mental

Las personas se sienten ofuscadas, con dificultad para concentrarse y para tener un pensamiento claro (lo que se conoce como *fibroniebla)*. Se ve afectada la memoria reciente. A las aquejadas les resulta difícil encontrar las palabras adecuadas, su lenguaje se puede volver más llano. Aquí es importante enfatizar que estos síntomas no representan una manifestación temprana de un proceso demencial del tipo de la enfermedad de Alzheimer.

SEQUEDAD EN OJOS Y BOCA

Los ojos se sienten irritados y «arenosos». La boca, seca y con ardor. Estas molestias son también características de otra enfermedad reumática, denominada *síndrome de Sjogren.* Sin embargo, como veremos más adelante, en dicha enfermedad la sequedad se acompaña de una inflamación de las glándulas que producen lágrimas y saliva, cosa que no sucede en la fibromialgia.

PALPITACIONES CON DOLORES EN LA ZONA DEL CORAZÓN

Estos síntomas son una fuente de preocupación para las pacientes, ya que les hace sospechar que pudiesen tener algún padecimiento cardiaco grave. Pueden sentir pinchazos en la zona del corazón, acompañados de una percepción de fuertes latidos.

MAREOS, DESMAYOS

El mareo es un síntoma frecuente, en raras ocasiones evoluciona a un desmayo. Estas alteraciones pueden están relacionadas con la presión arterial baja que se presenta en algunos casos de fibromialgia.

INTESTINO IRRITABLE

Afecta a un número de pacientes comprendido entre el 30 y el 50 por ciento del total. Se caracteriza por la sensación de distensión del vientre, con cólicos y aumento del gas intestinal. Hay periodos de estreñimiento o bien el otro extremo, diarrea. La diarrea se acompaña de urgencia para defecar y de sensación de evacuación intestinal incompleta. Los análisis de la material fecal no indican infección.

MANOS FRÍAS Y AMORATADAS

Existe el denominado *fenómeno de Raynaud*, que consiste en una constricción violenta de los vasos sanguíneos de las manos y de los pies como respuesta al frío. El color de los dedos se torna blanco cerúleo («manos de muerto»), minutos después cambia a color morado y, finalmente, a rojo. Se dijo en un principio que las pacientes con fibromialgia padecían frecuentemente el fenómeno de Raynaud. Esto, en realidad, no es cierto; lo que sucede es que hay una constricción constante de los pequeños vasos sanguíneos, y ello explica las manos frías, húmedas y amoratadas.

SÍNDROME TÉMPORO-MANDIBULAR

Los dentistas están familiarizados con esta entidad. Las pacientes tienen dolor en la zona de las mandíbulas, con crispación constante y rechinido de dientes durante la noche (el término médico de esta alteración es *bruxismo).* Hay limitación en la apertura bucal con dificultad en la masticación.

CISTITIS NO INFECCIOSA

Con frecuencia, las pacientes se tienen que levantar varias veces por la noche a orinar; sin embargo, orinan poca cantidad. Una vez que aparece la sensación, hay urgencia para orinar, y la micción se acompaña de ardor y dolor. Todo esto podría sugerir una infección, pero los cultivos de orina son persistentemente negativos. A este tipo de cistitis no infecciosa se la denomina *cistitis intersticial.*

DOLOR VAGINAL

Hay dolor, ardor y comezón en esta zona, que pueden ser constantes o intermitentes. Tampoco aquí se encuentra una causa infecciosa. Si las molestias coinciden con la menstruación, se debe sospechar la posibilidad de endometriosis. Las relaciones sexuales pueden resultar dolorosas.

ENDOMETRIOSIS

La endometriosis se produce cuando el tejido que normalmente recubre la matriz por dentro (el endometrio) se encuentra alojado en otras partes de la pelvis, ya sea en los ovarios, el recto o la vejiga. La endometriosis puede provocar dolor pélvico con calambres durante la menstruación, dolor durante la relación sexual o después de evacuar el intestino. La enfermedad afecta a mujeres jóvenes. Este padecimiento es una causa frecuente de infertilidad. Se ha comprobado que las mujeres con endometriosis sufren con mayor frecuencia de fibromialgia.

ALTERACIONES INMUNOLÓGICAS

Las personas con fibromialgia pueden presentar diversos tipos de reacciones alérgicas, ya sea en la piel, con comezón y urticaria, o bien irritación en los ojos o catarros recurrentes. En algunos casos, puede haber infecciones periódicas, principalmente vaginales, por un hongo denominado *cándida*.

IMPACTO PSICOLÓGICO

La ansiedad es frecuente. Las pacientes se sienten constantemente nerviosas, incapaces de relajarse. A menudo, hay también depresión asociada, sensación de tristeza y desaliento sin que exista una causa específica imputable. No es fácil dilucidar si la ansiedad y la depresión son la causa o el efecto de la fibromialgia. En este sentido, conviene ser pragmáticos y aceptar la realidad. En muchas ocasiones, las personas tienen ansiedad/depresión, y este factor asociado a la enfermedad merece atención y tratamiento. En algunos casos, la depresión llega a ser grave y necesita tratamiento especializado. Otro problema psicológico que se asocia a la fibromialgia son las crisis de angustia (episodios de miedo incontrolable con la sensación de que algo inmediato y grave le sucederá a la persona).

ALTERACIONES AL EXAMEN FÍSICO

La intensidad y la variedad de las molestias que relata la paciente contrastan con las pocas anormalidades encontradas en el examen físico. Esto desorienta a muchos médicos no familiarizados con el tema, quienes pueden comentarle a la persona, después de examinarla, «usted no tiene nada». Por algo se llama a la fibromialgia «la enfermedad invisible». Sin embargo, se advierten discretas alteraciones que son importantes en el diagnóstico. La fundamental es la hipersensibilidad a la palpación. De acuerdo con los criterios clásicos, hay hipersensibilidad en ciertos puntos anatómicos bien definidos.

La localización exacta de los 18 puntos de fibromialgia se cita a continuación. Son 9 puntos de cada lado del cuerpo:

1. *Occipital*. En la parte posterior de la cabeza, a la altura de la intersección de los músculos occipitales.

2. *Cervicales bajos*. A la altura de las apófisis transversas de los cuerpos vertebrales 5 a 7.

3. *Trapecio*. En el punto medio del músculo trapecio.

4. *Supraespinoso*. En el origen del músculo supraespinoso, en el borde superior interno de la escápula.

5. *Segunda costilla*. En la unión de la segunda costilla con el esternón.

6. *Epicóndilo lateral*. En la prominencia ósea del húmero.

7. *Glúteo*. En el cuadrante superior externo del glúteo.

8. *Trocánter mayor*. En el relieve óseo del fémur.

9. *Rodilla*. En el cojinete graso medial.

Lo cierto es que estas zonas son únicamente puntos de referencia, ya que se puede provocar dolor al oprimir cualquier parte del cuerpo con una fuerza que normalmente no

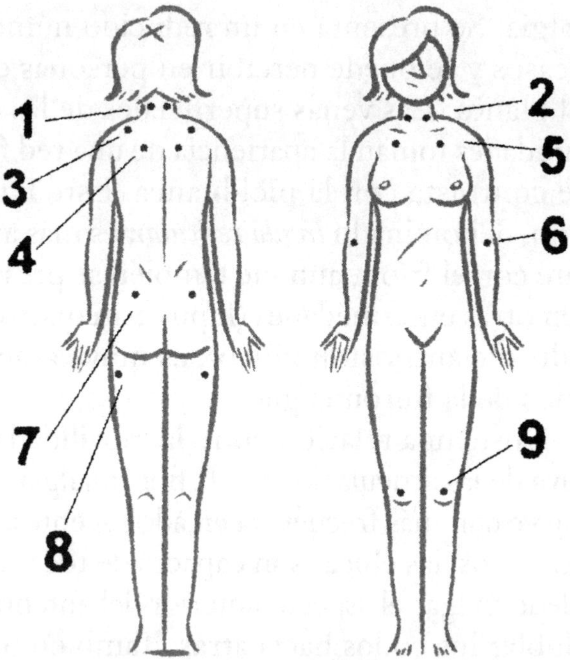

genera dolor (a esta sensibilidad aumentada se la denomina *alodinia)*.

Existen otras alteraciones al examen físico mucho menos frecuentes pero que tienen relación con la fibromialgia.

Las pacientes pueden tener presión arterial baja. En estos casos, la presión sistólica se sitúa por debajo de 100 milímetros de mercurio.

Hay una alteración que, si bien discreta, es muy importante en el diagnóstico de fibromialgia. Se presenta en un reducido número de casos y se puede percibir en personas con piel blanca. Las venas superficiales de las extremidades toman la apariencia de una red fina que contrasta con la piel blanca. Este fenómeno, denominado *lívido reticular*, es más aparente con el frío y, aunque también se presenta en otras enfermedades (lupus eritematoso y síndrome antifosfolipídico), es muy característico de la fibromialgia.

Existe una relación entre la movilidad excesiva de las articulaciones y la fibromialgia. Esto se ve con más frecuencia en adolescentes. En estos casos, las chicas son capaces de tocar con el dedo pulgar el aspecto anterior del antebrazo o doblar los codos hacia atrás. También pueden, al inclinarse hacia delante, tocar el suelo con toda la palma de las manos sin doblar las rodillas.

Los datos negativos al examen físico son importantes para confirmar el diagnóstico; en especial, la ausencia de datos objetivos de artritis que pueden contrastar con la sensación de que las articulaciones, sobre todo las de las manos, están hinchadas.

RESUMEN

- Además del dolor difuso, la inmensa mayoría de las pacientes con fibromialgia acusan un cansancio que no mejora con el reposo, además de insomnio, ansiedad y otras molestias en diversas partes del cuerpo.
- El examen físico muestra una sensibilidad exagerada a la presión sobre la piel en múltiples zonas. Con fines de clasificación, se han ubicado 18 puntos anatómicos que son especialmente sensibles cuando se ejerce presión sobre ellos.

Capítulo IX

¿Qué muestran los análisis de laboratorio?

En pocas palabras, se puede decir que todos los resultados de los análisis de laboratorio son normales. Éste es otro argumento que utilizan los médicos no familiarizados con la fibromialgia para afirmar que la paciente no tiene nada.

Cuando se estudia a una persona de la que se sospecha que padece esta enfermedad, es importante constatar que ciertos parámetros estén dentro de los límites normales, en concreto la biometría hemática, para descartar que la anemia sea una causa alternativa de la fatiga. También es adecuado verificar que determinadas alteraciones inmunológicas, como el factor reumatoide o los anticuerpos antinucleares, den resultados negativos. Estas alteraciones inmunológicas, en caso de estar presentes, sugerirían el diagnóstico de enfermedades autoinmunes del tipo de la artritis reumatoide, síndrome de Sjogren o lupus eritematoso. Como veremos más adelante, estas patologías se pueden confundir con la fibromialgia. También mencionaremos la importancia de una interpretación cautelosa de la prueba de anticuerpos antinucleares.

Es pertinente verificar que los análisis de la función de la glándula tiroides estén dentro de los límites normales. La disfunción tiroidea (ya sea por exceso o por déficit) es otra causa de fatiga. Asimismo, hay que constatar que las pruebas de laboratorio que reflejan inflamación (en especial la velocidad de sedimentación globular y la proteína C reactiva) no estén alterados.

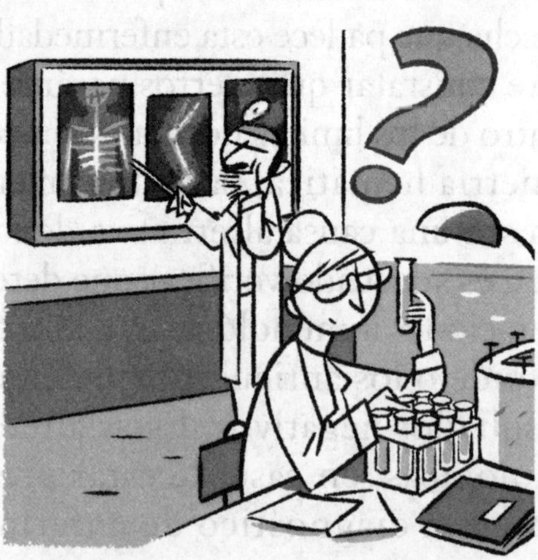

Los estudios radiográficos o de imágenes por resonancia magnética no muestran anormalidades significativas. Sin embargo, aquí puede haber un punto de confusión. Después de los 40 años, es habitual que en sujetos normales los estudios muestren algo de desgaste en la columna o abombamiento de los discos ubicados entre las vértebras, tanto a nivel cervical como lumbar, por lo que no es infrecuente que se caiga en el siguiente sofisma diagnóstico:

La paciente tiene dolor en la región del cuello,

→ las radiografías (o la resonancia magnética) muestran desgaste en esa región,

∴ el dolor se debe al desgaste de la columna cervical.

Un razonamiento equívoco similar se puede generar en los casos con dolor en la parte baja de la espalda. El hecho de que las pacientes con fibromialgia sientan además hormigueo o ardor en las extremidades puede falsamente sugerir que dicho desgaste está comprimiendo las raíces nerviosas, por lo que la paciente puede ser sometida a cirugía de columna cervical o de columna lumbar. Es un hecho bien comprobado que, debido al dolor crónico en diversas partes del cuerpo, las personas con fibromialgia son intervenidas quirúrgicamente con más frecuencia y de forma innecesaria. Por ello es fundamental que tanto médicos como pacientes estén familiarizados con la enfermedad. La otra cara de la moneda también puede provocar confusiones, ya que el hecho de tener fibromialgia no hace a la persona inmune frente a otras enfermedades. Por lo tanto, el médico debe estar alerta también a esta última posibilidad e investigar en caso necesario la posible presencia de otra enfermedad distinta.

RESUMEN

- No hay una prueba de laboratorio que verifique la presencia de la fibromialgia.
- Es pertinente constatar la ausencia de alteraciones que revelen otras enfermedades reumáticas.
- Las anormalidades radiográficas deben ser interpretadas con cautela, ya que el desgaste de los huesos es un fenómeno común después de los 40 años.
- Debido al dolor crónico, las pacientes con fibromialgia son intervenidas quirúrgicamente con más frecuencia y de forma innecesaria.

Capítulo X

¿Cómo se diagnostica la fibromialgia?

Reconocer la fibromialgia no es fácil, ya que se puede confundir con muchas otras enfermedades. Existe el llamado *perfil de fibromialgia*, constituido por la presencia de dolor generalizado crónico (de más de tres meses de evolución), fatiga constante, sueño no reparador y parestesias (pinchazos, hormigueo, ardor en brazos o piernas).

Es importante constatar que, aparte del perfil de fibromialgia, existe dolor a la presión en los sitios anatómicos anotados en el capítulo VIII y que los análisis de laboratorio mencionados anteriormente suelen estar dentro de los parámetros normales. Si se reúnen todos estos criterios, la probabilidad de que el diagnóstico sea fibromialgia es alta.

Para afirmar la presencia de la enfermedad, es importante descartar la posibilidad de otras patologías susceptibles de ser confundidas con ella, como las que se enumeran en el siguiente capítulo.

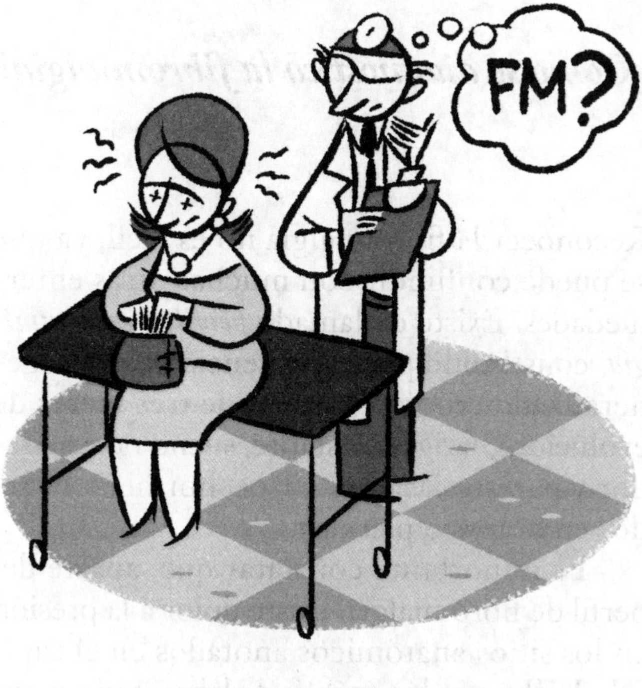

RESUMEN

- El diagnóstico de fibromialgia no es sencillo. El padecimiento es susceptible de ser confundido con otras múltiples enfermedades.

Capítulo XI

Enfermedades que se pueden confundir con la fibromialgia

Hay un grupo de enfermedades que se pueden confundir con la fibromialgia, ya que también producen dolor generalizado o fatiga profunda.

Artritis reumatoide

Es otra enfermedad reumática frecuente que afecta aproximadamente al 1 por ciento de la población, la mayoría mujeres. Produce hinchazón de múltiples articulaciones, además de un entumecimiento generalizado matutino. En el 90 por ciento de los casos, los análisis del laboratorio muestran que el factor reumatoide está presente en la sangre. La artritis reumatoide es potencialmente incapacitante. Si no se trata de manera adecuada, puede erosionar lentamente las articulaciones. En la exploración física, un punto fundamental en el diagnóstico diferencial es discernir si existe o no verdadera hinchazón de múltiples articulaciones. Como comentamos anteriormente, las personas con fibromialgia a menudo sienten que sus articulaciones, en especial las de las manos, están hinchadas.

LUPUS ERITEMATOSO

Este padecimiento también afecta sobre todo a mujeres jóvenes. Entra en el grupo de enfermedades *autoinmunes* (esto quiere decir que el sistema inmune encargado de rechazar infecciones está hiperactivo y empieza a atacar a los elementos de su propio organismo, como si fueran extraños). Es, igualmente, una enfermedad con múltiples y variadas manifestaciones. Provoca dolor en las articulaciones, con menos hinchazón de la que se ve en la artritis reumatoide. Hay erupción en la piel, que puede asentarse en las mejillas, en donde toma un aspecto típico en «alas de mariposa». Las pacientes son sensibles a la luz solar, lo que les provoca irritación de la piel y fiebre. En ciertos casos, puede haber daño en el riñón, el cual se manifiesta con la presencia de proteínas en la orina. A veces, inflama las membranas que recubren los pulmones y el corazón. El lupus también produce fatiga constante.

Los análisis de laboratorio pueden mostrar anemia y disminución de un subgrupo de leucocitos, llamado *linfocitos*. La prueba para la sífilis llamada VDRL en ocasiones arroja resultados falsos positivos. La presencia de anticuerpos antinucleares se observa en prácticamente todos los casos, lo que hace que esta prueba sea muy importante para identificar a las pacientes con lupus. Pero aquí hay que hacer una aclaración: ésta es una prueba muy sensible, y ello significa que los anticuerpos antinucleares también pueden estar presentes, aunque con menos intensidad, en otras enfermedades, incluida la fibromialgia, y aun en personas sanas. En el lupus, los anticuerpos antinucleares se observan incluso después de haber diluido el suero de la paciente varias veces; además, se encuentran anticuerpos específicos, denominados *antiADN*, *antiSm*, *antiRo/SSA*, *antiLa/SSB* o *antiRNP*. En contraste, en la fibromialgia los anticuerpos antinucleares se encuentran sólo en diluciones bajas y carecen de especificidad.

La confusión de lupus con fibromialgia es un problema real. No es raro encontrar en la práctica médica a pacientes diagnosticadas y tratadas como lupus que, en realidad, tienen solamente fibromialgia. La razón de la confusión es que ambos padecimientos afectan a las mujeres, provocan dolor difuso, cansancio y otras molestias heterogéneas, como dolor en las articulaciones, enrojecimiento de las mejillas o desmayos. En ambas entidades, los anticuerpos antinucleares pueden estar presentes. La diferencia fundamental estriba en el hecho de que el lupus sí daña la estructura del cuerpo e involucra órganos internos como el riñón o el sistema hematológico, lo que produce anemia o linfocitos bajos. Por el contrario, la fibromialgia no perjudica la estructura del cuerpo. En el lupus se muestran los anticuerpos antinucleares específicos arriba descritos; en cambio, los anticuerpos antinucleares de la fibromialgia no tienen especificidad alguna.

La confusión entre lupus y fibromialgia se complica todavía más si tenemos en cuenta que existe un verdadero solapamiento entre las dos enfermedades. Es decir, existen pacientes que tienen las dos patologías al mismo tiempo. Es importante definir si existe esta asociación, ya que los síntomas de fibromialgia no significan que el lupus esté fuera de control y, por otro lado, dichos síntomas no mejoran aumentando la dosis de medicamentos del tipo de la cortisona.

POLIMIALGIA REUMÁTICA

Se parece a la fibromialgia hasta en el nombre. La polimialgia reumática, por lo general, afecta a personas mayores de 50 años, se manifiesta como dolor difuso, principalmente localizado en cuello y región lumbar, con importante rigidez muscular por la mañana. A diferencia de la fibromialgia, en esta entidad los análisis del laboratorio reflejan inflamación. La velocidad de sedimentación globular frecuentemente rebasa los 50 mm/hr y, asimismo, la proteína C reactiva está alterada. Otra diferencia es que, por lo general, en la polimialgia reumática el inicio de los síntomas se puede datar en semanas o meses, mientras que en la fibromialgia este inicio normalmente se remonta a años atrás.

La respuesta dramática de la polimialgia reumática a dosis bajas de cortisona —en contraste con la falta de respuesta en la fibromialgia— es otra disparidad significativa. Esta prueba terapéutica se utiliza en algunos casos para poder diferenciar ambas enfermedades.

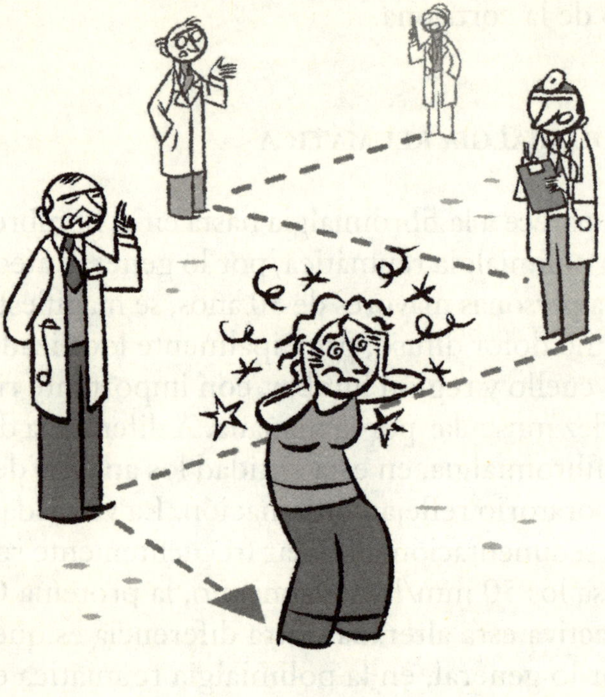

ESPONDILITIS ANQUILOSANTE

Ésta es una enfermedad que afecta principalmente a varones jóvenes. Provoca dolor en la parte baja de la espalda y, con frecuencia, hincha las articulaciones y los tendones de las piernas. Al progresar, la enfermedad va fusionando lentamente la columna vertebral. Cuando la espondilitis anquilosante afecta a las mujeres, lo hace de manera más sutil. Uno de los puntos de diferenciación con la fibromialgia consiste en que en la espondilitis hay alteraciones en las radiografías, en especial a nivel de las articulaciones sacro-iliacas, que son las que ocupan la parte posterior de la pelvis. Además, hay también una prueba de laboratorio que es frecuentemente anormal (el antígeno HLA-B27) y, por último, la espondilitis generalmente mejora con medicamentos antiinflamatorios.

Compresión de los troncos nerviosos

Los nervios encargados de enviar al cerebro diversas sensaciones salen de la columna vertebral a través de los orificios que hay entre las vértebras y recorren las extremidades hasta llegar a las manos y los pies. Cuando los nervios son comprimidos a la salida de la columna vertebral, pueden provocar dolor y hormigueo en su territorio de acción. Otra zona donde pueden comprimirse los nervios es a su paso por las muñecas, al atravesar un canal estrecho denominado *túnel del carpo*. En estos últimos casos, el hormigueo se siente en los tres primeros dedos de las manos. Como vimos anteriormente, la fibromialgia también provoca dolor y hormigueos. Por desgracia, las pacientes que sufren esta enfermedad son sometidas, en ocasiones, a cirugías de columna cervical o lumbar o a intervenciones que intentan descomprimir el túnel del carpo. Los resultados de estas intervenciones son, obviamente, insatisfactorios. Para evitar estos errores, hay que tener en mente las siguientes consideraciones: si se sospecha de la compresión de una raíz nerviosa, es importante definir que los síntomas estén bien localizados en el territorio de acción del nervio supuestamente comprimido, verificar que existan claros signos de compresión en el estudio denominado *electromiografía* y, desde luego, averiguar si la persona en cuestión presenta síntomas de fibromialgia.

Malformación de Arnold-Chiari

Consiste en la compresión de la parte baja del cerebelo en el orificio que comunica el cráneo con la columna cervical. Este asentamiento produce debilidad y hormigueo en los brazos. La marcha puede ser inestable. También produce dolor en el cuello y en la cabeza. El examen físico muestra, en ocasiones, alteración de los nervios craneales inferiores, la cual se manifiesta como abolición del reflejo nauseabundo. Con frecuencia, hay debilidad y atrofia de los músculos de los brazos. Asimismo, pueden verse disminuidos los reflejos en los brazos, lo cual contrasta con el aumento de reflejos en las piernas. En los pies se encuentra el reflejo anormal denominado *signo de Babinski.*

El diagnóstico se confirma mediante imágenes de resonancia magnética de la base del cráneo, que muestran un asentamiento y compresión de las llamadas *amígdalas cerebelosas* en el orificio mayor que conduce a la columna cervical.

Se describió en la literatura médica a un grupo pequeño de pacientes diagnosticados de fibromialgia; sin embargo, mediante un examen cuidadoso se determinó que realmente sufrían de la malformación de Arnold-Chiari. La cirugía de la base del cráneo mejoró sus síntomas. Estos casos anecdóticos causaron revuelo entre algunos neurocirujanos, principalmente norteamericanos. Se publicó en algunos medios de comunicación que la cirugía de la base del cráneo podía curar la enfermedad. Esto llevó a varios pacientes a someterse a operaciones arriesgadas e innecesarias.

Es importante diferenciar la fibromialgia de la malformación de Arnold-Chiari mediante un examen clínico cuidado y, en caso necesario, recurrir a la obtención de imágenes por resonancia magnética.

En todas las entidades arriba descritas, el dolor es el síntoma cardinal y el motivo principal de confusión con la fibromialgia. Hay otras enfermedades que se pueden confundir con ella por el profundo cansancio que provocan. Se describen las más sobresalientes.

SÍNDROME DE SJOGREN

Es otro padecimiento reumático común. Al igual que el lupus, se trata de una enfermedad autoinmune. Su característica principal es la sequedad constante de los ojos y la boca. Como vimos anteriormente, estas molestias son igualmente frecuentes en la fibromialgia; sin embargo, en el síndrome de Sjogren la sequedad es resultado de una inflamación crónica en las glándulas que producen lágrimas y saliva. Esta inflamación se puede corroborar en las biopsias de las pequeñas glándulas de la parte interior de los labios. El síndrome de Sjogren también puede producir cansancio y dolor en las articulaciones. Los análisis de laboratorio muestran a menudo la presencia del factor reumatoideo o anticuerpos antinucleares, en especial unos anticuerpos específicos denominados *antiRo/SSA* o *antiLa/SSB*. Como en el caso del lupus, hay pacientes que tienen al mismo tiempo síndrome de Sjogren y fibromialgia.

ETAPAS TEMPRANAS DE LA ESCLEROSIS MÚLTIPLE

La esclerosis múltiple es una enfermedad que inflama el cerebro y la médula espinal, y deja como secuela cicatrices en diversas partes del sistema nervioso. En las zonas afectadas, hay pérdida de la mielina, la proteína que recubre y protege los nervios. La esclerosis múltiple puede provocar fatiga profunda, pero también induce sensaciones anormales y debilidad localizadas en alguna extremidad. El punto de confusión con la fibromialgia está en los estadios tempranos de la esclerosis, cuando puede existir profunda fatiga, antes de que aparezca el déficit neurológico.

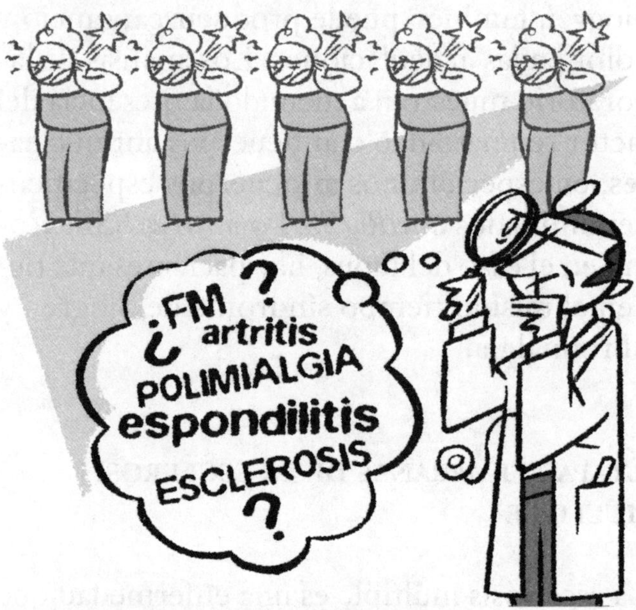

ALTERACIONES EN LA FUNCIÓN DE LA GLÁNDULA TIROIDES

Aquí la fatiga puede aparecer en los dos extremos de la disfunción: cuando hay demasiada hormona tiroidea circulante (hipertiroidismo) o cuando hay un déficit (hipotiroidismo). Se recomienda que en todos los pacientes con fibromialgia se constate, por medio de las pruebas de función tiroidea, que esta glándula esté funcionando de manera adecuada.

DÉFICIT EN LA FUNCIÓN DE LAS GLÁNDULAS SUPRARRENALES

Es un padecimiento raro que provoca que las glándulas que producen cortisona lo hagan de manera deficitaria. Hay que aclarar primero que las glándulas suprarrenales (situadas encima de los riñones) tienen dos componentes: la corteza, que produce cortisona, y la médula, que produce adrenalina. Las personas con deficiencia en la función de la corteza suprarrenal presentan cansancio crónico, debilidad y pérdida de peso; en algunos casos, también pigmentación exagerada de la piel, y la presión arterial, con frecuencia, está baja. Como se puede ver, hay puntos de coincidencia con la fibromialgia y, en especial, con el síndrome de fatiga crónica, que abordaremos más adelante. La deficiencia de las glándulas suprarrenales se puede diferenciar de la fibromialgia por la más corta evolución de las molestias y por la falta de producción de cortisona interna cuando se inyecta la hormona que induce su liberación (denominada *ACTH)*.

INFECCIÓN CRÓNICA POR VIRUS DE LA HEPATITIS TIPO C

Este virus afecta de manera indolente al hígado. Se transmite, sobre todo, mediante la transfusión de sangre infectada. También por jeringuillas contaminadas, lo que sucede especialmente en los adictos a drogas intravenosas, y, en contadas ocasiones, durante la impresión de tatuajes con instrumentos no esterilizados. La transmisión por transfusiones de sangre es cada vez más rara, ya que en la actualidad existen pruebas específicas para detectar este virus.

La infección crónica por virus de la hepatitis C produce un cansancio profundo. En la mayoría de los casos, las pruebas de función del hígado están alteradas. Es importante entonces, ante la sospecha de fibromialgia, investigar si hay antecedentes de transfusión sanguínea, de tatuajes o de uso de drogas intravenosas y, en caso necesario, pedir las pruebas oportunas para detectar este virus.

Hemos visto en este capítulo lo complicado que es diferenciar la fibromialgia de múltiples padecimientos que pueden causar molestias similares. Reiteramos: el problema no termina aquí. Hay que ver siempre la otra cara de la moneda. El tener fibromialgia, con sus múltiples y variadas manifestaciones, no hace a la paciente inmune frente a otras enfermedades. Las pacientes en las que se sospeche esta enfermedad deben ser examinadas por un médico con conocimientos amplios de la medicina interna y familiarizado con las patologías arriba descritas.

RESUMEN

- Existe un número importante de enfermedades susceptibles de ser confundidas con la fibromialgia.
- A diferencia de la fibromialgia, en los otros padecimientos hay con frecuencia datos de inflamación o de daño obvio en la estructura del cuerpo.
- Algunas personas pueden sufrir, al mismo tiempo, de fibromialgia y de otra enfermedad reumática.

Capítulo XII

Padecimientos que se solapan con la fibromialgia

Existe un grupo de síndromes (un *síndrome* se define como un conjunto de síntomas que se presentan juntos y que tienen una misma causa subyacente) que posee manifestaciones semejantes a la fibromialgia. Ya hemos mencionado varias enfermedades localizadas en alguna parte del cuerpo, como el síndrome del intestino irritable, el témporo-mandibular y la cistitis no infecciosa. Ahora abordaremos otras que comparten muchas características con ella y que muy probablemente tengan en común también mecanismos similares de desarrollo. Hablaremos del síndrome de fatiga crónica, la encefalomielitis miálgica, el síndrome de la guerra del Golfo, la distrofia simpático-refleja y el síndrome pospolio.

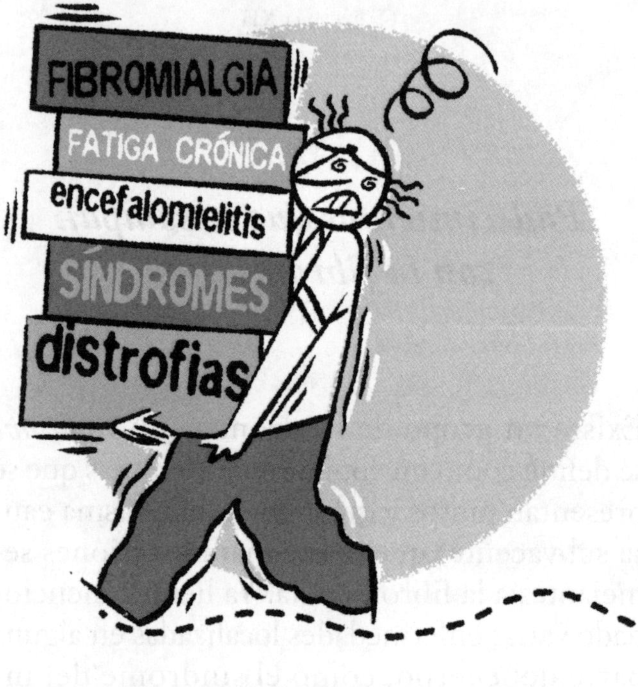

SÍNDROME DE FATIGA CRÓNICA

En esta entidad, hay una fatiga profunda crónica (de más de seis meses de duración) que no puede ser explicada por alguna otra patología. De acuerdo con los criterios diagnósticos vigentes, aparte de la fatiga, las pacientes deben presentar, al menos, cuatro de los siguientes ocho síntomas también de manera persistente:

1. Dolor en los músculos.
2. Dolor en las articulaciones.

3. Irritación de la garganta.
4. Ganglios de cuello hinchados y sensibles a la palpación.
5. Trastornos de concentración y de memoria.
6. Dolor de cabeza.
7. Malestar después del ejercicio.
8. Trastornos del sueño.

Como se puede observar, las manifestaciones son muy similares a la fibromialgia, ya que cuatro de los ocho criterios menores tienen que ver con síntomas dolorosos. Hay diferencias sutiles; así, las manifestaciones del síndrome de fatiga crónica sugieren más la posibilidad de algún tipo de infección viral subyacente, ya que, con frecuencia, las pacientes se sienten con fiebre, y el dolor de garganta con los ganglios inflamados indicaría una activación persistente del sistema de defensa del organismo. Por esta razón, muchos de los esfuerzos en la investigación de esta entidad se han enfocado a buscar una infección viral, sin que, hasta la fecha, se haya encontrado algún virus específico. Hay algunos expertos en el tema que afirman que la fibromialgia y el síndrome de fatiga crónica son claramente diferentes. Lo cierto es que si se aplican los criterios de clasificación vigentes, la mayoría de las personas con fibromialgia cumple con los criterios de fatiga crónica y viceversa.

En muchos casos, la diferencia entre estos dos síndromes reside, principalmente, en la intensidad de la molestia principal, ya sea el dolor generalizado en la fibromialgia o la fatiga extrema en el otro síndrome.

Parece existir consenso entre diversos grupos de pacientes con esta enfermedad, y también entre los estudiosos del tema, acerca de que el nombre *síndrome de fatiga crónica* trivializa el padecimiento y hace creer que las pacientes son personas normales que sólo están cansadas o que son perezosas. Los ingleses han propuesto el término *encefalomielitis miálgica* para designar esta entidad. Es del todo probable que la expresión *síndrome de fatiga crónica* caiga pronto en desuso.

SÍNDROME DE LA GUERRA DEL GOLFO

Una patología muy interesante para la investigación de la fibromialgia es el denominado *síndrome de la guerra del Golfo.* En la primera guerra del golfo Pérsico, en el año 1991, tanto Estados Unidos como el Reino Unido mandaron a jóvenes (la mayoría varones) a combatir en Irak. Es obvio que éstos eran reclutas sanos y fuertes, cuyo estado de salud fue corroborado por los estrictos exámenes médicos militares. Resulta que, al regresar de la guerra, un grupo de soldados desarrolló una enfermedad incapacitante y crónica. Las manifestaciones primordiales fueron fatiga extrema, dolores en los músculos y en las articulaciones, dificultad para la concentración mental y la memoria, así como febrícula y diarrea. Al principio, el padecimiento fue desechado como «nerviosismo por el estrés»; sin embargo, investigaciones recientes más profundas han mostrado alteraciones en el sistema nervioso autónomo muy similares a las encontradas en la fibromialgia. Existe la teoría de que las tropas fueron expuestas a algún tipo de intoxicación que desencadenó la enfermedad, pero esta hipótesis está aún por confirmar. La importancia para la investigación de la fibromialgia está en el hecho de que, en el síndrome de la guerra del Golfo, existe la seguridad de que los individuos afectados estaban sanos, y también en la circunstancia de que el agente desencadenante tiene una ubicación precisa, tanto en el tiempo (el lapso que duró la guerra) como en el espacio (Irak). Estas peculiaridades hacen más fácil investigar los componentes del padecimiento.

DISTROFIA SIMPÁTICO-REFLEJA

Los médicos traumatólogos están familiarizados con un síndrome denominado *distrofia simpático-refleja*. De manera típica, el síndrome se inicia después de un traumatismo de brazo o pierna. Semanas después, las pacientes desarrollan dolor ardoroso en la extremidad afectada, con sensibilidad exagerada a la palpación e hinchazón difusa de dicha extremidad. Las molestias se tornan persistentes. Con el paso del tiempo, la extremidad afectada puede atrofiarse. En ocasiones, la quemazón se siente también en la extremidad opuesta.

Se ha visto que el tráfico simpático está aumentado en la extremidad perjudicada, y que el bloqueo de las vías simpáticas alivia el dolor. La distrofia simpático-refleja es un buen ejemplo de dolor mantenido por el sistema simpático y, como veremos más adelante, tiene muchos puntos de coincidencia con la fibromialgia. De hecho, nosotros proponemos que la fibromialgia es una forma generalizada de distrofia simpático-refleja.

Síndrome pospolio

Otra entidad que se asemeja a la fibromialgia es el *síndrome pospolio.* La poliomielitis fue una terrible enfermedad que afectó a muchos niños y niñas de todas las partes del mundo hasta la primera mitad del siglo XX. La produce un virus que daña las células nerviosas de la médula espinal encargadas de dar órdenes a los músculos de las extremidades. Los niños afectados desarrollaban parálisis y atrofia progresiva de las piernas y los brazos. En los casos graves, se paralizaban también los músculos respiratorios, lo que provocaba la muerte del chiquillo. La poliomielitis dejaba, como sombría secuela, flacidez, atrofia y debilidad de las piernas.

Uno de los triunfos más fascinantes e incontrovertibles de la medicina científica moderna fue el desarrollo de la vacuna contra la poliomielitis, desarrollada por los doctores Salk y Sabin a mediados del siglo XX; gracias a ella, esta devastadora enfermedad prácticamente se ha erradicado de la Tierra.

Sin embargo, se ha observado que, décadas después del ataque de la poliomielitis, algunos pacientes presentan debilidad y atrofia de músculos que no estaban antes afectados o, lo que es más frecuente, se acentúa la debilidad de los músculos previamente dañados sin que exista alguna otra causa que explique este deterioro. Estas alteraciones se acompañan a menudo de fatiga profunda y de dolores difusos en los músculos y en las articulaciones parecidos a los que manifiestan las pacientes con fibromialgia.

No se ha esclarecido la causa del síndrome pospolio. Se postula que la recaída en la debilidad y la atrofia muscular son debidas a que los nervios espinales que resistieron el ataque original de la poliomielitis se agrandaron en un intento por suplir la función de aquellos nervios dañados. Este crecimiento se realizó en la denominada *placa neuromuscular*, que es lugar de unión del nervio con el músculo. Los nervios suplentes finalmente se agotan, y dieron lugar a la debilidad muscular.

RESUMEN

- Hay un grupo de enfermedades semejantes a la fibromialgia que probablemente tengan causas y mecanismos de desarrollo similares.
- La fibromialgia comparte muchas características con el síndrome de fatiga crónica, la encefalomielitis miálgica, el síndrome de la guerra del Golfo, la distrofia simpático-refleja y el síndrome pospolio.

Capítulo XIII

¿Es la fibromialgia una enfermedad psicosomática?

Cristina es una enfermera de 42 años. Durante mucho tiempo estuvo trabajando en un hospital en el turno de noche. Ahora trabaja en un centro de atención a personas con enfermedad de Alzheimer. Hace 4 años comenzó con dolor en el cuello, que después le ha ido abarcando también la cintura y las piernas. No puede reposar de noche, se levanta cansada, molida, «como si un tren me hubiese atropellado». Se siente nerviosa e incapaz de relajarse.

Cristina acudió al médico, quien, después de escuchar su historia y examinarla, le mandó una serie de análisis de sangre y radiografías.

En una visita posterior, el médico le informó de que todos los resultados habían sido normales. Concluyó que Cristina estaba «somatizando su ansiedad» y que su problema era «psicosomático»...

Hay algunos términos en medicina que están corrompidos por el mal uso que se ha hecho de ellos. El vocablo *psicosomático* es un buen ejemplo. En el sentido estricto de la palabra, *psicosomático* significa que hay un componente emocional y otro orgánico. Absolutamente todas las enfermedades crónicas son psicosomáticas en el sentido real del término, ya que la pérdida de la salud tiene como consecuencia natural ansiedad o depresión. Este hecho inobjetable se hace todavía más evidente cuando el dolor es parte del padecimiento ya que resulta difícil estar dolorido y, al mismo tiempo, permanecer tranquilo o ser feliz, más aún si se desconoce la causa de tal dolor.

En el lenguaje común, a una enfermedad calificada como *psicosomática* se le adjudican tres posibles significados: 1) que la enfermedad es puramente mental, 2) que la enfermedad es inexistente, que es producto de la imaginación de quien la padece o 3) que la paciente es la culpable de sus síntomas y de su propio sufrimiento. Por ello, cuando me preguntan si la fibromialgia es una enfermedad psicosomática, mi respuesta es un rotundo ¡no!

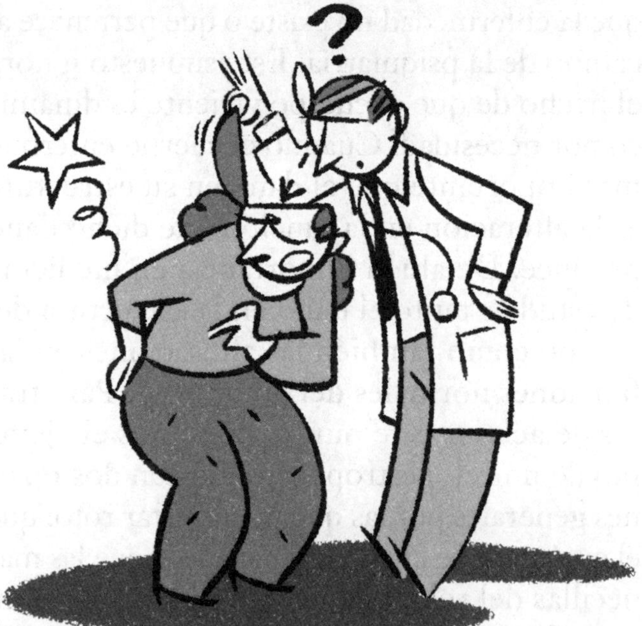

Una gran falacia de la medicina occidental ha sido el dividir las enfermedades en físicas o mentales. Esta dicotomía proviene del pensamiento del filósofo francés René Descartes, quien diferenciaba el cuerpo humano de su mente. La medicina occidental aceptó este paradigma y demandaba (y demanda todavía) que para considerar una enfermedad como orgánica debe corroborarse algún daño ostensible en la estructura del cuerpo. Si no lo hay, significa —de acuerdo con este sofisma— que la enfermedad no existe o que pertenece al campo de la psiquiatría. Este supuesto ignora el hecho de que el cuerpo viviente es dinámico por necesidad. Cuando el cuerpo enferma, más importante que el daño en su estructura es la alteración en la función que dicho daño produce. De ahí la importancia en medicina de estudiar tanto el daño en la estructura del cuerpo como también las alteraciones en las funciones normales del organismo. Para tratar de aclarar este punto, ponemos el ejemplo de un reloj estropeado. Existen dos razones generales por las que puede estar roto: que el engranaje se encuentre dañado o que las manecillas del reloj se adelanten 12 horas en un periodo real de 6. Es claro que, en ambas circunstancias, el reloj está estropeado. Si el relojero se dedica a investigar solamente el daño en la estructura, hallará alteraciones en el primer caso y dictaminará en el segundo que el reloj no tiene nada anormal.

Ya es hora de dejar atrás el paradigma médico caduco que divide las enfermedades en físicas o mentales y al ser humano en sus partes. El cardiólogo atiende solamente las enfermedades del corazón, el neurólogo las del sistema nervioso, etcétera. Es verdadera la máxima filosófica que nos enseña que, a diferencia de lo que sucede en las matemáticas, en medicina, *cuando hablamos del ser humano, el todo es mucho más que la suma de sus partes.* Para entender enfermedades como la fibromialgia, es fundamental adoptar un modelo médico integral u «holístico» que considere al ser humano como una unidad biopsicosocial. Solamente así se puede entender y contender con la fibromialgia.

RESUMEN

- En todas las enfermedades crónicas hay un componente físico y otro emocional.
- El dolor crónico tiene como consecuencia natural una reacción emocional negativa.
- Cuando hablamos del ser humano, el todo es más que la suma de sus partes.

Capítulo XIV

El dolor, ¿real o imaginario?

Al discutir los mecanismos de desarrollo de la fibromialgia es fundamental tratar de establecer primero si el dolor que experimentan las pacientes es real o se lo imaginan.

Luz María es una ejecutiva de 38 años previamente sana. Un día, mientras esperaba a que el semáforo se pusiera verde, su automóvil fue fuertemente impactado por detrás por otro coche. Desde entonces comenzó con fuertes dolores de cabeza que con el paso del tiempo se extendieron al cuello y a la parte baja de la espalda. Los resultados de múltiples análisis de laboratorio siempre han sido normales, las radiografías y los estudios de resonancia magnética no dieron evidencia de fractura en algún hueso. Solamente «rectificación» de la curvatura normal de la columna cervical...

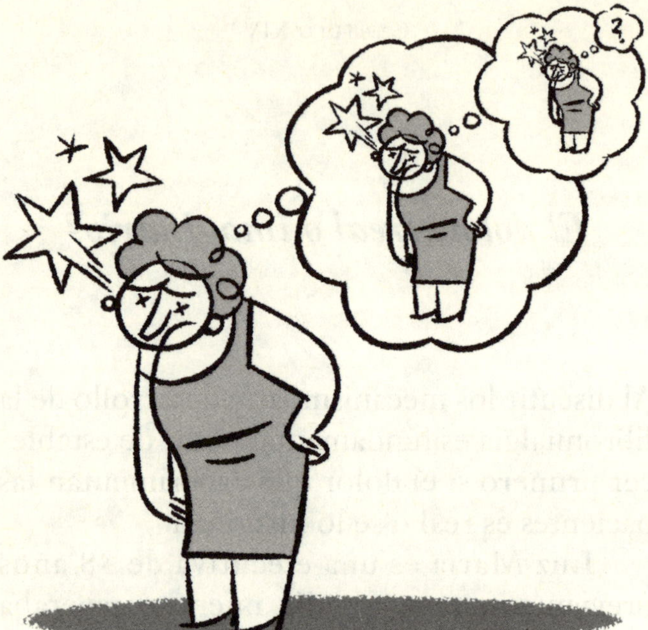

La ausencia de evidencia de daño en los sitios donde se siente el dolor (músculos, articulaciones o ligamentos), unida a la normalidad de los análisis de laboratorio, hicieron pensar a algunos investigadores que el dolor de la fibromialgia era imaginario («todo está en su cabeza»). Sin embargo, investigaciones recientes más rigurosas aportan evidencias contundentes de que el dolor es real.

Diversos grupos de investigadores han encontrado que los niveles de un elemento en particular, denominado *sustancia P*, son muy altos en el líquido cefalorraquídeo de las pacientes con esta enfermedad. La sustancia P es el transmisor de dolor por antonomasia. Se acumula en los ganglios de las raíces posteriores de la médula espinal y su acción primordial es facilitar y amplificar la sensación dolorosa. El líquido cefalorraquídeo es el fluido contenido en el sistema nervioso central, y baña directamente todas las estructuras del cerebro.

También se ha descubierto que el líquido cefalorraquídeo de las pacientes con fibromialgia contiene niveles muy elevados de otro elemento denominado *factor de crecimiento neural.* En modelos animales, tal factor de crecimiento induce una conducta dolorosa persistente y, lo que es más importante, induce cambios estructurales en los ganglios de las raíces posteriores con gemación de las terminales simpáticas. Como se anotó en el capítulo III, los ganglios de las raíces posteriores son centros fundamentales de modulación del dolor.

En estudios clínicos preliminares, se intentó usar el factor de crecimiento neural como tratamiento en la enfermedad de Alzheimer, pero las pruebas fueron suspendidas debido a que los pacientes desarrollaron un intenso dolor de espalda.

Parece haber, entonces, evidencias definitivas que avalan la tesis de que el dolor en la fibromialgia es real. Una vez asentado este hecho, el siguiente paso será definir cuál es la causa del mismo.

RESUMEN

- Hay evidencias contundentes que demuestran que el dolor de la fibromialgia es real.
- El líquido cefalorraquídeo que está en contacto íntimo con el cerebro contiene concentraciones exageradas de las sustancias transmisoras del dolor.

Capítulo XV

Las causas de la enfermedad. Las respuestas se encuentran en la investigación científica

Hablemos primero de la investigación científica. Se puede definir como la búsqueda de lo nuevo, de lo útil y, a ser posible, de lo bello. En el caso de la medicina, la investigación está encaminada principalmente a encontrar las causas de las enfermedades para después poder curarlas o prevenirlas. Gracias a la investigación científica, se han producido avances importantes en el conocimiento y tratamiento de múltiples enfermedades; esto, indudablemente, ha mejorado y prolongado la calidad de vida de los seres humanos. El caso de la investigación científica que desembocó en la erradicación de la poliomielitis es un bellísimo ejemplo. Muchas enfermedades han sido conquistadas; sin embargo, el reto en esta batalla es interminable. De manera constante, aparecen nuevos padecimientos, y existe una variedad de enfermedades crónicas incurables de las cuales falta mucho por conocer.

Es fundamental que toda investigación científica, en particular aquella en la cual participan seres humanos, siga estrictos reglamentos éticos. A los participantes se les debe informar de manera detallada del propósito de la investigación y también explicarles si existe algún tipo de riesgo en las pruebas a las que se los someta. La colaboración de las personas debe ser totalmente voluntaria, sin ningún tipo de coerción. Debe haber un comité de ética que apruebe y supervise los proyectos que se realizan en las instituciones de investigación.

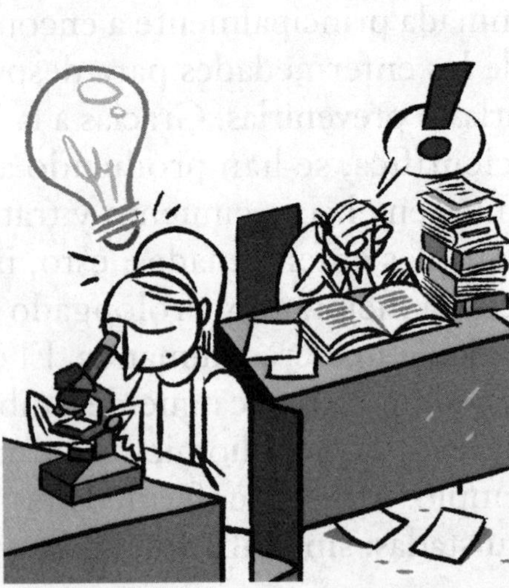

El investigador ha de ser una persona creativa y apasionada, con profundo conocimiento del tema que intenta escrutar. El método científico gira alrededor de una pregunta básica; por ejemplo, ¿qué causa la fibromialgia? Para dar respuesta al interrogante se plantea una hipótesis que debe ser una explicación tentativa a la pregunta fundamental. Más adelante, hay que delinear con todo detalle los métodos que se van a seguir para poner a prueba la hipótesis. Los estudios clínicos más fiables son aquellos en los cuales a un grupo de pacientes con determinada enfermedad se lo compara con otro grupo que no la padece. Cuando se evalúa la eficacia de algún medicamento, es necesario compararlo con una sustancia inerte de aspecto similar. Esto evita falsas interpretaciones en los resultados debidos a factores no previstos como podría ser el famoso efecto placebo del cual hablamos en el capítulo IV. Es importante que, en la interpretación de los resultados, el investigador no sepa si éstos pertenecen a un paciente o a un sujeto control; esto previene sesgos en las comparaciones. Se llevan a cabo análisis estadísticos de los resultados para definir si existen diferencias reales, no imputables al azar, entre el grupo de pacientes y los controles. De aquí se derivan unas conclusiones que, desde luego, generarán nuevas preguntas. El informe científico debe ser criticado y valorado por otros investigadores para, finalmente, ser publicado en una revista científica. La investigación es un proceso arduo y callado, y se ha de realizar alejada de los reflectores de la publicidad. Ha sido el proceso fundamental para el avance de las diversas ramas del conocimiento. Nunca pretende ser perfecta, pero siempre perfectible y corroborable.

Ya lo dijo Schopenhauer: «La tarea no es ver lo que nadie ha visto, sino pensar en lo que nadie ha pensado acerca de lo que todos ven».

LAS CAUSAS DE LA FIBROMIALGIA

Cualquier teoría que intente explicar las causas de la fibromialgia debe no sólo dar una explicación lógica al porqué del dolor tan intenso, sino también esclarecer las razones de la presencia, en una misma persona, de manifestaciones tan dispares como la fatiga, el insomnio, el intestino irritable y las demás alteraciones apuntadas en el capítulo VIII.

Los primeros estudios científicos encaminados a dilucidar los mecanismos de desarrollo fueron llevados a cabo por los investigadores canadienses Moldofsky y Smythe. Ellos demostraron alteraciones en el electroencefalograma de las pacientes con fibromialgia durante las horas de sueño. Estas anomalías se caracterizan por una intrusión de las ondas alfa (que producen un estado de alerta) en los periodos de ondas delta (que indican un sueño profundo) y tienen como consecuencia un sueño fragmentado, no reparador.

Otra contribución de estos investigadores fue la de mostrar que los sujetos sanos a quienes se les interrumpía de manera constante las etapas profundas del sueño desarrollaban, al cabo de varios días, síntomas de fibromialgia.

Más tarde se descubrieron trastornos hormonales. Las hormonas son sustancias producidas por diversas glándulas (pituitaria, tiroides, suprarrenal, etcétera) y ejercen su acción en una zona distante a la de su producción. Se ha visto que en la fibromialgia existen alteraciones en el eje hormonal que produce cortisol. Ésta es una sustancia muy parecida a la cortisona; se produce en la corteza de las glándulas suprarrenales, sirve como respuesta a cualquier tipo de estrés y se encarga de aportar energía para que el cuerpo pueda responder a las demandas adicionales provocadas por el estímulo estresante. Se ha visto que las pacientes con fibromialgia producen menos cortisol del adecuado ante diferentes tipos de estímulos.

Otra hormona que se produce de manera anormal es la del crecimiento. Esta sustancia la produce la glándula pituitaria, que está en el centro del cerebro. Se genera principalmente por la noche, durante las etapas profundas del sueño. La hormona del crecimiento es la responsable del agrandamiento del cuerpo de los individuos durante la adolescencia. En la edad adulta se produce hormona del crecimiento en menor cantidad y su función es, entre otras, la de preservar la masa muscular. Se ha probado que un subgrupo de pacientes con fibromialgia presenta una deficiente producción de hormona del crecimiento.

Las anomalías encontradas en los estudios electroencefalográficos y hormonales podrían dar una explicación plausible para los trastornos del sueño y quizá para el cansancio, pero no explicarían el síntoma principal de la fibromialgia, el dolor.

Los nuevos métodos de imagen para estudiar el cerebro permiten detectar alteraciones sutiles, hasta ahora no vistas. Utilizando una nueva tecnología llamada SPECT (tomografía computarizada mediante emisión de protones singulares), se mostró que las pacientes con fibromialgia tienen disminución del flujo sanguíneo en ciertas zonas del cerebro, especialmente en el tálamo, que es un centro encargado de inhibir las sensaciones dolorosas y que también regula la función del sistema nervioso autónomo.

Asimismo, se han encontrado irregularidades en algunos neurotransmisores. Los impulsos nerviosos se propagan como corrientes eléctricas que viajan a lo largo de la fibra nerviosa. En las zonas de conexión (las sinapsis) se producen sustancias que actúan como puestos de relevo, permiten la comunicación entre diferentes fibras y, por lo tanto, la continuidad de los impulsos nerviosos; a estas sustancias se las denomina *neurotransmisores*. La serotonina es una de estas sustancias, que produce múltiples efectos; uno de ellos es el de mejorar el talante de las personas. En las pacientes con fibromialgia se han encontrado niveles disminuidos de productos similares a la serotonina.

Un avance importante en el estudio del dolor fibromiálgico es el reconocimiento de que estas pacientes tienen sensibilización en las vías centrales del dolor. Podríamos decir que los nervios encargados de transmitir dolor están irritados de manera permanente. Se ha comprobado que las pacientes presentan el llamado *fenómeno de resonancia* o *de agrandamiento* de los estímulos dolorosos. Este fenómeno se explicó ya en el capítulo III, y es debido a interconexiones anormales a nivel de la médula espinal que hacen que el dolor se perciba de manera más intensa y más constante y que, además, un estímulo normalmente inocuo —como apretar con fuerza moderada el brazo— se perciba como doloroso.

En los últimos años, se ha prestado atención especial a las células *gliales* de la médula espinal como mediadoras del dolor crónico. Durante mucho tiempo, se supuso que estas células sólo servían como una estructura de sostén de las neuronas. Estudios recientes demuestran que, después de un fuerte traumatismo, las neuronas producen sustancias que pueden activar células *gliales* como la *fractalicina*. Una vez activadas, las células *gliales* secretan ciertas sustancias, llamadas *citocinas proinflamatorias*, que pueden inducir dolor. Se está investigando si existe alteración *glial* en la fibromialgia.

RESUMEN

- Gracias a la investigación científica, se ha avanzado notablemente en los últimos años en el conocimiento de la fibromialgia.
- El sueño de las pacientes está fragmentado y es poco reparador.
- Hay una respuesta deficiente de la cortisona interna a diversos tipos de estímulos.
- Un subgrupo de pacientes presenta niveles disminuidos de la hormona del crecimiento.
- Las nuevas técnicas de imagen han mostrado una reducción del flujo sanguíneo al tálamo cerebral, que es la zona encargada de inhibir el dolor.
- Hay niveles bajos de sustancias parecidas a la serotonina.
- Hay un estado de «sensibilización central» en el cual las vías nerviosas encargadas de transmitir dolor están constantemente irritadas.

Capítulo XVI

Nuestros avances en el entendimiento de la fibromialgia. Una explicación integral (holística) del problema

Nuestra hipótesis de trabajo, hace ya más de una década, fue que todas las manifestaciones de la fibromialgia se podían explicar por una alteración en el funcionamiento del sistema nervioso autónomo. Las características de este sistema primordial de regulación están detalladas en el capítulo V. Hasta hace pocos años, el funcionamiento del sistema nervioso autónomo era prácticamente intangible, pero la situación ha cambiado radicalmente con el advenimiento de un nuevo método cibernético: el análisis de la variabilidad del ritmo cardiaco.

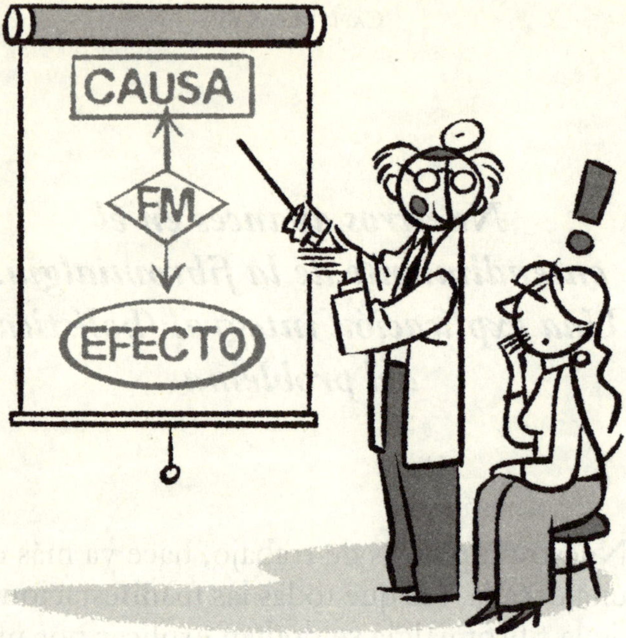

ANÁLISIS DE LA VARIABILIDAD DEL RITMO CARDIACO

Esta tecnología se basa en el hecho de que la frecuencia de los latidos cardiacos no es uniforme, sino que varía continuamente durante unos cuantos milisegundos. Los componentes periódicos de esta incesante variación del ritmo están dictados por el influjo de las dos ramas del sistema nervioso autónomo, que, como ya dijimos, tienen acciones antagónicas. La rama parasimpática produce variaciones de los latidos del corazón, que van acompasadas con la respiración. Por su parte, la rama simpática produce variaciones más lentas, y éstas nacen de los monitores situados en el interior de las arterias, que están constantemente midiendo la presión arterial. Los elaborados análisis cibernéticos de dicha variabilidad permiten medir los influjos de estas dos ramas sobre el corazón. La ventaja del método reside en el hecho de que todas las determinaciones se derivan de los estudios cibernéticos del electrocardiograma, sin someter a las pacientes a ninguna clase de molestia.

Utilizando esta tecnología, estudiamos en el Instituto Nacional de Cardiología Ignacio Chávez a un grupo de 30 pacientes con fibromialgia, y lo comparamos con un grupo de 30 mujeres sanas. Por medio de una grabadora portátil, se registraron todos los latidos cardiacos mientras las personas seguían con sus actividades normales durante 24 horas. Encontramos que las pacientes con fibromialgia tenían una incesante hiperactividad del sistema nervioso simpático; esta anormalidad fue especialmente evidente durante las horas de sueño.

En otro estudio distinto, sometimos a otro grupo de personas con fibromialgia a un estrés tan simple como pedirles que se pusieran de pie después de estar acostadas durante 15 minutos. Los resultados mostraron que las pacientes con la enfermedad no tienen una respuesta adecuada de su sistema simpático al ponerse de pie. En contraste, las personas sanas que actuaron como grupo control mostraron cambios electrocardiográficos indicativos de una inmediata respuesta del sistema simpático.

Nuestros resultados sugieren que en la fibromialgia existe una importante alteración en el funcionamiento del sistema nervioso autónomo, caracterizada por una incesante hiperactividad simpática día y noche, la cual se acompaña de una deficiente respuesta a cualquier estrés adicional. Esta deficiente respuesta a los estímulos se entiende si tomamos en cuenta que un sistema constantemente acelerado llega a un límite y ya no es capaz de responder a estímulos adicionales tan simples como ponerse de pie (en fisiología, esto se denomina *fenómeno de techo)*.

Este tipo de estudios ha sido reproducido por investigadores de otras latitudes con las mismas conclusiones, sin que hasta la fecha existan resultados divergentes. Más aún, otros investigadores han utilizando métodos diferentes, como la medición de los niveles de adrenalina en la sangre de las pacientes con fibromialgia durante las 24 horas del día. Como ya se indicó, la adrenalina es el transmisor simpático. Se encontraron cifras elevadas de esta sustancia durante las 24 horas, pero especialmente durante la noche.

Los resultados de todas estas investigaciones sugieren que una alteración fundamental de la fibromialgia es un desajuste en el funcionamiento del sistema nervioso autónomo, que se caracteriza por una incesante *hiperactividad* del sistema simpático, el cual se torna exhausto e incapaz de responder a estímulos adicionales *(hiporreactivo)*.

Nosotros proponemos que estas anormalidades explicarían todas las manifestaciones de la enfermedad. La deficiente respuesta a estímulos adicionales explica la fatiga constante. Se puede comparar con lo que pasaría con una máquina constantemente forzada: al intentar acelerarla más, sería incapaz de responder, ya que el sistema estaría de por sí trabajando al tope de su capacidad; en otras palabras, está extenuado. Lo mismo pasa con las pacientes con fibromialgia: como su sistema de regulación trabaja de manera incesantemente acelerada durante las 24 horas del día, ya no es capaz de llevar a cabo tareas adicionales, de ahí que amanezcan cansadas, «apaleadas», y así permanezcan todo el día.

Aquí cabe un comentario acerca de la presión arterial baja que se encuentra con frecuencia en pacientes con fibromialgia. Ante una excesiva actividad simpática, se esperaría que las pacientes tuviesen hipertensión arterial, ya que la adrenalina estimula la función del corazón y constriñe los vasos sanguíneos; sin embargo, ocurre lo contrario. Una explicación para esta paradoja está en la actuación de los receptores de la adrenalina ante la estimulación crónica. Se ha comprobado que, ante estímulos persistentes, los receptores de adrenalina se ocultan y se desensibilizan, se vuelven incapaces de responder a los estímulos. Algo totalmente diferente sucede con los receptores del dolor, los cuales, ante el estímulo crónico, se sensibilizan y transmiten dolor de manera más intensa. Hay evidencias científicas suficientes que avalan estas afirmaciones.

La falta de sueño reparador se explica mediante la hiperactividad simpática nocturna. De manera simultánea, hicimos dos tipos de investigaciones diferentes durante el sueño de las pacientes con fibromialgia. Por un lado, medimos la operación del sistema simpático mediante el análisis de la variabilidad del ritmo cardiaco, y por el otro, llevamos a cabo estudios de polisomnografía, que consisten en verificar no sólo el electroencefalograma, sino también en estudiar el patrón de la respiración, de los movimientos del cuerpo y de otras variables durante la noche. Comparamos a las pacientes con fibromialgia con un grupo de mujeres sanas de edad similar. Corroboramos los resultados de nuestro estudio previo que mostraron una incesante hiperactividad simpática nocturna. Por otro lado, el electroencefalograma demostró un exceso de periodos de sobresaltos y despertares durante la noche. Es muy probable que la hiperactividad simpática sea la causante de éstos. Otras investigaciones en personas sanas encontraron que los datos electrocardiográficos de hiperactividad simpática preceden, en el tiempo, a las ondas electroencefalográficas que definen el despertar. Este conjunto de evidencias sugiere que la hiperactividad simpática nocturna es la causa de los trastornos del sueño en la fibromialgia.

La ansiedad y el nerviosismo se explican también por el exceso constante de adrenalina. Cualquier persona a quien se le inyecte adrenalina se vuelve inquieta y temblorosa. Las manos frías y a veces amoratadas se explican por el mismo mecanismo.

El aumento en la cantidad de adrenalina explicaría, asimismo, la sequedad constante en la boca y los ojos. Ésta es una asociación bien establecida. Cualquier individuo que se prepare para hablar en público probablemente reconozca esta experiencia.

Otros autores han llevado a cabo estudios de variabilidad del ritmo cardiaco en pacientes con síndrome del intestino irritable. Los resultados son idénticos a los nuestros. Se demuestra una hiperactividad simpática, acompañada de una respuesta deficiente al estrés.

Capítulo aparte merecen las investigaciones hechas en casos de cistitis no infecciosa (el término médico es *cistitis intersticial*). Ya se dijo que ésta es una entidad que acompaña frecuentemente a la fibromialgia y que se manifiesta con urgencia, ardor y dolor al orinar en ausencia de una infección que explique las molestias. Debido a que en los casos de la cistitis los síntomas están contenidos en un espacio cerrado y bien delimitado (la vejiga), las investigaciones acerca de las alteraciones en esta entidad se hacen más sencillas. Se ha comprobado que las pacientes con cistitis intersticial tienen niveles elevados de adrenalina en la orina. En las biopsias de la pared de la vejiga se ha constatado un aumento de las fibras nerviosas simpáticas.

Otro punto distintivo muy importante de la cistitis intersticial, que ayuda mucho a la investigación de sus causas, es que existen modelos animales de la enfermedad. Los gatos desarrollan esta patología, y en ellos se ha corroborado plenamente tanto la proliferación de las fibras simpáticas como el exceso de adrenalina dentro de la vejiga.

Las alteraciones inmunológicas que se presentan con alguna frecuencia en la fibromialgia, como el aumento de las reacciones alérgicas o la infección recurrente de las mucosas por el hongo denominado *cándida*, también pueden estar asociadas a la hiperactividad simpática. Se ha comprobado que dicha hiperactividad inhibe el tipo de reacción inmunológica conocida como *respuesta Th1*, que nos defiende, entre otras muchas cosas, de la infección por hongos. Por otro lado, la hiperactividad simpática favorece la *respuesta Th2*, que es la encargada de la inmunidad asociada a las reacciones alérgicas.

Una de las incógnitas de la fibromialgia es la razón para la disparidad de sexos, ya que el padecimiento afecta a nueve mujeres por cada hombre. La explicación no se conoce; sin embargo, es interesante observar que el sistema nervioso simpático de las hembras es diferente al de los machos, tanto en su estructura como en su función. Esto se hace patente de manera más clara en los modelos animales. Después de un traumatismo, las hembras desarrollan más interconexiones anormales entre las vías del dolor y el sistema simpático. Entre los humanos sanos, es bien conocido que las mujeres tienen un tono simpático basal más elevado que los hombres. Esto se manifiesta en un fenómeno común pero poco apreciado, y es que las mujeres, por lo general, tienen las manos más frías y húmedas que los varones.

LA DISFUNCIÓN DEL SISTEMA NERVIOSO AUTÓNOMO TAMBIÉN EXPLICA EL DOLOR

Las molestias cardinales de la fibromialgia, el dolor generalizado y la hipersensibilidad a la palpación también pueden explicarse por la alteración del funcionamiento del sistema nervioso autónomo, a través del mecanismo denominado *dolo neuropático mantenido por el sistema simpático*.

Nosotros proponemos que en la fibromialgia el dolor es de tipo *neuropático*, es decir, que se produce por una alteración intrínseca en las vías transmisoras del dolor, como se describe en el capítulo III.

Otros ejemplos de dolor neuropático: el provocado por diabetes de larga duración, el que se observa después de una infección por el virus herpes zóster (la llamada *neuralgia posherpética)*, la neuralgia del trigémino o la distrofia simpático-refleja.

La fibromialgia reúne todas las características del dolor neuropático:

- Como se indicó en el capítulo III, el dolor neuropático se acompaña de sensaciones anormales *(parestesias)*, como quemazón, hormigueo, calambres, dolor de cabeza o molestias al usar ropa apretada. Nuestros estudios muestran que la inmensa mayoría de las pacientes con fibromialgia tienen dichas sensaciones.
- Otra característica neuropática es la *alodinia;* es decir, despertar dolor con un estímulo que normalmente no es doloroso (como puede ser apretar un brazo o aplicar presión en la zona del cuello). Ya hemos visto que uno de los rasgos definitorios de la fibromialgia es la presencia de ciertos puntos dolorosos a la palpación, que reflejan un estado de alodinia generalizada.
- El dolor neuropático se acompaña también de una «sensibilización central» de las vías del dolor, la cual se manifiesta por el *fenómeno de resonancia* o *agrandamiento* descrito

en el capítulo III. Como quedó dicho, la sensibilización central es una anormalidad plenamente comprobada en la fibromialgia.

La consideración de la fibromialgia como un tipo de dolor neuropático todavía no ha ganado muchos adeptos en la comunidad científica. Esperamos que esto sea porque la propuesta es novedosa y necesitará de más investigaciones para corroborarse. Vemos ventajas en esta clasificación, pues permite, por un lado, aprovechar los nuevos conocimientos sobre mecanismo y tratamiento de dolor neuropático y aplicarlos a la fibromialgia; por otra parte, otorga validez al dolor fibromiálgico, ya que pocas personas dudarían de la veracidad del dolor en el caso de una neuralgia del trigémino o de una neuralgia posherpética.

Hay un tipo de dolor neuropático que se mantiene por una actividad excesiva del sistema simpático. En esta situación se observa un excesivo tráfico simpático, el bloqueo de las vías simpáticas disminuye el dolor y la inyección de adrenalina lo reaviva. Estas alteraciones están presentes en la enfermedad.

- Existe una incesante hiperactividad simpática, como lo demuestran los diversos estudios de variabilidad del ritmo cardiaco.

- El dolor disminuye con el bloqueo simpático. Investigadores escandinavos han probado que en la fibromialgia el bloqueo de un importante ganglio simpático del cuello —denominado *ganglio estelar*— es seguido por una disminución del dolor en la zona inervada por dicho ganglio.
- La inyección de adrenalina reaviva el dolor en las pacientes con fibromialgia. Llevamos a cabo un estudio en el cual las pacientes fueron inyectadas con cantidades mínimas de adrenalina en un brazo y con una sustancia inocua (placebo) en el otro. Ni las pacientes ni el médico sabían qué sustancia se les había inyectado. El mismo procedimiento se utilizó en pacientes que tenían otra enfermedad dolorosa crónica, la artritis reumatoide, y en un grupo de personas sanas. Los resultados mostraron que la mayoría de las pacientes con fibromialgia sintieron dolor con la inyección de adrenalina, pero esto no sucedió en los otros dos grupos de control.

Típico del dolor neuropático mediado por el sistema simpático es el inicio después de un fuerte traumatismo, como se observa en el síndrome denominado *distrofia simpático-refleja*, que mencionamos antes.

Existen importantes similitudes entre la fibromialgia y la distrofia simpático-refleja. Ambas entidades afectan principalmente a mujeres, y tienen frecuente inicio postraumático. Tanto en la una como en la otra se han encontrado alteraciones del sistema nervioso simpático, y sus manifestaciones comunes son dolor, parestesias e hipersensibilidad a la palpación. Además, las dos enfermedades parecen responder a los bloqueos de las vías simpáticas. Nosotros proponemos que la fibromialgia es una forma generalizada de distrofia simpático-refleja.

Beatriz es una paciente de 60 años que recuerda haber padecido dolores «toda la vida». En la escuela primaria le molestaba usar ropa ajustada. Temía las clases de gimnasia por el cansancio que le ocasionaban.

Padece también de cólicos en el vientre que se acompañan de episodios de diarrea incontrolables. No descansa por la noche, ya que tiene sensaciones muy desagradables en las piernas «que no puedo explicar bien», las cuales le obligan a levantarse y caminar alrededor de la cama. Además se despierta varias veces con la urgencia de orinar.

El examen físico mostró disminución de su presión arterial (95/60 mm/Hg) y sensibilidad exagerada a la palpación de diversas partes del cuerpo. Le dolía hasta la presión del aparato para tomarle la presión arterial. Los análisis de laboratorio fueron normales. Las radiografías revelaron un desgaste de los huesos de la columna vertebral esperable a su edad. Fue el médico quien le diagnosticó fibromialgia.

Beatriz fue sometida a estudios del sueño. El electroencefalograma mostró una reducción importante del estadio (IV) de sueño profundo con constantes sobresaltos y despertares; también se observaron en los resultados sacudidas intermitentes de las piernas, compatibles con el diagnóstico de «síndrome de piernas inquietas».

Para evaluar el funcionamiento de su sistema nervioso autónomo, a Beatriz se le practicaron dos estudios especiales: en primer lugar, la variabilidad de su ritmo cardiaco mediante un electrocardiograma computarizado, el cual exhibió datos compatibles con hiperactividad de su sistema nervioso simpático. El segundo estudio fue la «prueba en la mesa basculante», que estableció que su presión arterial no se sostenía adecuadamente al adoptar una posición vertical. Con estos estudios se corroboró que el sistema nervioso autónomo de Beatriz no trabaja de manera adecuada.

RESUMEN

- Utilizando un nuevo método cibernético denominado *análisis de la variabilidad del ritmo cardiaco*, hemos encontrado que las pacientes con fibromialgia tienen alterado el funcionamiento del sistema nervioso autónomo.
- Dicha alteración se caracteriza por una incesante hiperactividad de la rama simpática aceleradora (esto provocaría insomnio). Debido a esta actividad forzada, el sistema se vuelve exhausto e incapaz de responder a estímulos adicionales (lo cual causaría fatiga).
- La alteración del sistema nervioso autónomo ofrece una explicación coherente para todas las manifestaciones de la fibromialgia.
- Proponemos que el dolor en la fibromialgia es debido a una alteración intrínseca de los nervios que transmiten el dolor. A esto se lo denomina *dolor neuropático*.
- Planteamos que el exceso constante de adrenalina es la causa del dolor neuropático presente en la fibromialgia.

Capítulo XVII

Conocer y batallar con el enemigo: el tratamiento de la fibromialgia

Después de un largo peregrinaje de varios años, después de haber sido sometida a múltiples pruebas de laboratorio y de gabinete, a Tatiana le diagnosticaron fibromialgia. Cuando escuchó el diagnóstico por primera vez, sintió alivio y descanso. ¡Por fin había una explicación para sus múltiples molestias! ¡Su dolor crónico tenía un nombre y una lógica!

Tanto ella como su esposo se metieron en internet para averiguar más acerca de este padecimiento. Lo que encontraron allí los desorientó. Leyeron informaciones contradictorias sobre las causas de la fibromialgia y vieron una serie de anuncios con supuestas curaciones milagrosas. Por recomendación de su médico, Tatiana comenzó a tomar analgésicos con un horario fijo y asistió a un grupo de apoyo. Allí conoció a Mónica, la coordinadora del grupo.

Mónica es una paciente rehabilitada que se dedica ahora a ayudar a personas con el mismo padecimiento. Tatiana salió reconfortada de este encuentro: había otras personas que sufrían y entendían sus molestias.

El grupo de apoyo estaba coordinado por Maribel, una psicóloga con conocimientos profundos sobre la fibromialgia. En las sesiones semanales se discutían las características del padecimiento y se llevaban a cabo diversas técnicas de relajación y de respiración. Sesiones de taichi, dietas y recomendaciones para mejorar el sueño. Desde un principio quedó claro que el ambiente que debería prevalecer en el grupo era de lucha y de superación. Los familiares fueron invitados a varias de las sesiones.

El tratamiento de la fibromialgia es laborioso y complejo. El elemento más importante para un tratamiento exitoso es, primero, *entender* para después poder *enfrentarse* al padecimiento.

Entender que el dolor y los demás síntomas son reales, y que existe una explicación coherente para la presencia de molestias tan diversas en la misma persona. Entender que el sistema principal de equilibrio de nuestro organismo no está trabajando de manera adecuada. Que no es una enfermedad imaginaria.

Que frecuentemente hay un impacto emocional negativo que también desempeña un papel importante en el padecimiento. Entender, por último, que el problema principal es el dolor persistente en sí, y que este dolor no revela un daño en los músculos, las articulaciones u otra estructura interna del cuerpo.

La segunda parte de la fórmula exitosa es «lidiar» con la enfermedad. La paciente debe tomar un papel activo en su rehabilitación y no esperar que una píldora mágica le cure todos sus malestares.

Muchos pacientes sienten alivio cuando se les informa del diagnóstico de fibromialgia, ya

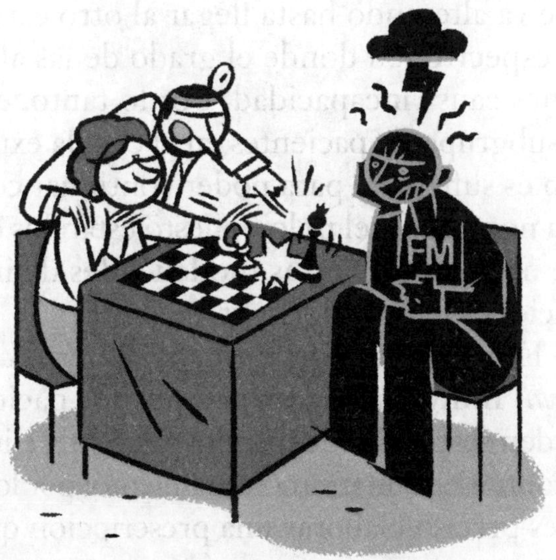

que, después de muchos años, encuentran una explicación lógica y coherente para sus múltiples molestias. Este alivio es más acusado en aquellos casos que habían sido erróneamente diagnosticados y tratados como si sufriesen una enfermedad degenerativa. Un diagnóstico adecuado ayuda también a detener el peregrinaje de las pacientes por los consultorios médicos, y, por ende, evita el gasto en numerosos estudios innecesarios y tratamientos engorrosos.

Con la fibromialgia ocurre algo similar a lo que sucede en otras enfermedades crónicas, como la osteoartritis, la diabetes o la hipertensión arterial. Hay un espectro de gravedad que parte desde la normalidad y que gradualmente se va alterando hasta llegar al otro extremo del espectro, en donde el grado de las alteraciones causa incapacidad. Por lo tanto, existe un subgrupo de pacientes en el cual la explicación es suficiente para poder continuar con su vida normal; en el polo opuesto están los casos que necesitan diversas modalidades de intervenciones para poder salir adelante.

El tratamiento debe ser *individualizado* e *integral.* Individualizado, porque dos pacientes pueden responder de manera diferente, e incluso contraria, a un mismo tratamiento; por lo tanto, es preciso elaborar una prescripción que se ajuste a las particularidades de cada persona. Integral, porque hay que entender a cada persona como una unidad biopsicosocial. Es necesario pelear con varias molestias físicas, con su repercusión emocional y también con el efecto que la fibromialgia tiene en la familia y en la sociedad. Esto se puede lograr mediante diversas técnicas y disciplinas, así como con terapia física y medicamentos. En la actualidad, es totalmente irreal el pensar que una píldora mágica vaya a curar todas las molestias de la fibromialgia.

RESUMEN

- Fundamental para un tratamiento exitoso es entender las peculiaridades del padecimiento.
- El dolor es real, pero no significa un daño progresivo en los músculos o en las articulaciones.
- El dolor crónico provoca cambios emocionales negativos que también hay que atender.
- La paciente, bien informada, debe tomar parte activa en su rehabilitación, aliada con los profesionales de la salud.
- No existe una fórmula única que sea eficaz para todas las pacientes. Hay que dosificar los diversos tipos de tratamiento de acuerdo con las particularidades de cada persona.

Capítulo XVIII

Medidas no medicamentosas

Hay ciertas técnicas y disciplinas que han probado, por medio de estudios controlados, su efectividad para mejorar las molestias de la fibromialgia. Conviene hacer hincapié en que se está hablando de mejoría, no de curación.

La actitud hacia la enfermedad

Si la actitud de la paciente es la de reconocer y asumir la presencia de los síntomas, así como la de sentirse capaz de manejarlos, el pronóstico es más favorable. Si, en cambio, la paciente se ve superada por el padecimiento, incapaz de reaccionar ni de tomar medidas por su cuenta para mejorar, y además alberga sentimientos catastróficos, el pronóstico es más sombrío. Este fenómeno se ha comprobado no sólo en la fibromialgia, sino en otras enfermedades reumáticas, como la artritis reumatoide y la osteoartritis.

Hay técnicas psicológicas de *autoeficacia*, consistentes en ponerse metas asequibles en relación a las actividades físicas para luego cumplirlas. Ver y seguir el ejemplo de otras personas que han logrado sobreponerse a la enfermedad. Esto se puede lograr a través de grupos pequeños de autoayuda.

Terapia grupal

En el caso de la fibromialgia, la terapia en grupos de 10 a 15 personas es, definitivamente, beneficiosa. El grupo debe tener una actitud proactiva. Hay dos personajes claves para que esto suceda:

El primero es una paciente que se haya rehabilitado, que pueda mostrar que sí se puede salir del atolladero de la fibromialgia. Una líder que se sirva de su experiencia pasada como incentivo para mostrar a sus compañeras el camino para salir adelante, que anime constantemente al grupo hacia la mejoría.

El segundo personaje clave es una psicóloga, que tenga los conocimientos de las diversas técnicas cognitivo-conductuales y que esté familiarizada con la enfermedad. Hay que insistir en que la actitud del grupo debe ser siempre la de la búsqueda de una mejoría. Son contraproducentes las terapias de grupo que se convierten en un corrillo de lamentaciones.

La terapia grupal ofrece la ventaja adicional de que reduce los costes del tratamiento. Está claro que no en todos los casos de fibromialgia está indicada la terapia de grupo.

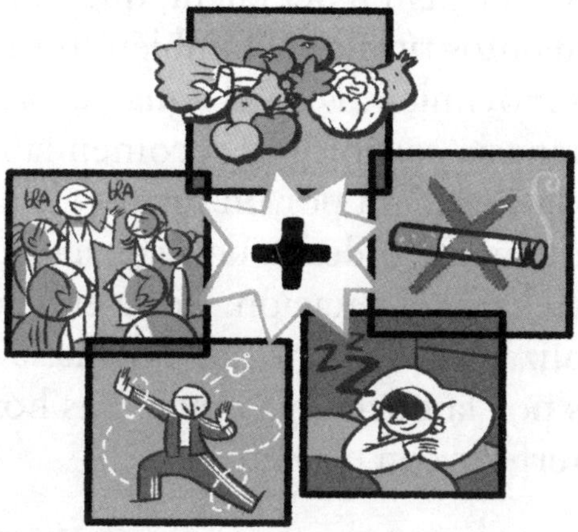

Ejercicio

Las molestias principales de las pacientes son el dolor y la fatiga. Es obvio que estos dos síntomas se contraponen directamente al ejercicio. Con razón, las pacientes a veces protestan diciendo «cómo quiere que haga ejercicio si apenas me puedo mover». Aquí la clave es la palabra *graduado;* es decir, el ejercicio dosificado según las limitaciones de la persona. También hay evidencias científicas que avalan el beneficio del ejercicio en los diversos síntomas de la fibromialgia, como el dolor, el cansancio y el número de puntos dolorosos.

Nosotros recomendamos comenzar con ejercicios de estiramiento, o bien seguir la disciplina oriental del taichi, que se basa en movimientos rítmicos. También son aconsejables los movimientos en el agua *(aquaaerobics)*. La gimnasia aeróbica es recomendable, e incluye la caminata por un lugar relajante, preferentemente rodeado de vegetación, montar en bicicleta y la natación. Los ejercicios se deben realizar por la mañana, hay que evitar hacerlos por la noche, ya que a esas horas pueden interferir con el sueño.

TERAPIA COGNITIVO-CONDUCTUAL

Consiste en una serie de estrategias psicológicas que explican a las pacientes cómo diferentes tipos de creencias, pensamientos, expectativas y conductas pueden tener efectos tanto positivos como negativos en los síntomas de la enfermedad. Se enfatiza también en el papel que puede desempeñar la persona en la mejoría de sus propios síntomas, y se le provee de técnicas específicas para paliar sus molestias. Por ejemplo, dividir el tiempo de manera más adecuada entre el trabajo, el descanso y las actividades placenteras, o seguir técnicas de relajación mediante ejercicios respiratorios, meditación, retroalimentación biológica o visualización de imágenes. Hay también intervenciones para reestructurar las creencias de las personas acerca de su enfermedad.

Es importante insistir en el hecho de que hay evidencia científica que avala la utilidad de las disciplinas arriba descritas en la fibromialgia. El motivo de la mejoría no está claro; sin embargo, conviene subrayar que estudios diferentes han concluido que dichas técnicas mejoran también el funcionamiento del sistema nervioso autónomo. Nosotros proponemos que ésta es precisamente la razón de la mejoría en los casos de fibromialgia.

DIETA

Hay que tener en cuenta que un gran porcentaje de pacientes sufre de intestino irritable;

por lo tanto, debe evitar alimentos ricos en grasas animales, comidas demasiado condimentadas y, por otro lado, favorecer dietas con alto aporte de fibra para aquellos casos que sufran de estreñimiento.

También es recomendable evitar el consumo excesivo de alcohol y de bebidas que contengan sustancias parecidas a la adrenalina, como la cafeína; por tanto, lo mejor es apartar de la dieta los refrescos de cola y el café. Existe la posibilidad teórica, que no se ha corroborado, de que el *aspartamo* contenido en los refrescos de dieta, por su semejanza química con el aspartato, pudiese tener cierta acción irritante en los casos de fibromialgia. En vista de esta posibilidad, es conveniente abstenerse de este tipo de bebidas.

Muchas pacientes con esta enfermedad tienen la presión arterial baja; esta anomalía puede favorecer la presencia de molestias como el cansancio y el mareo. Una manera sencilla de intentar mejorar estas alteraciones es beber agua con alto contenido en minerales, pues favorece el aumento de la presión arterial.

Por lo general, no son recomendables las bebidas comerciales para deportistas con alto contenido mineral, ya que aportan también glucosa y otro tipo de sustancias.

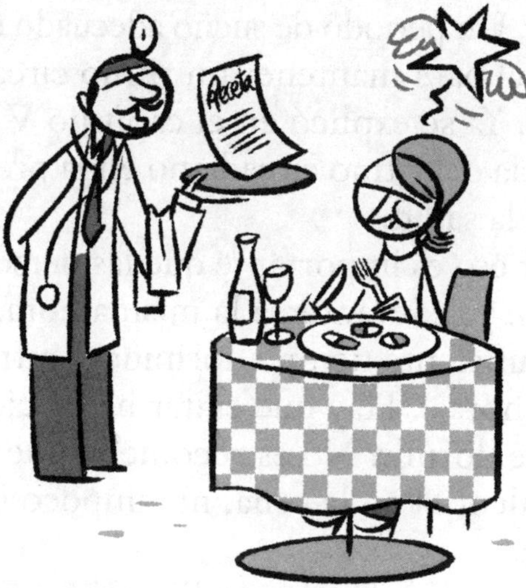

TABAQUISMO

Aparte de las recomendaciones dietéticas, es adecuado abstenerse de fumar, ya que la nicotina perjudica el funcionamiento del sistema nervioso autónomo.

MEDIDAS HIGIÉNICAS PARA MEJORAR EL SUEÑO

La falta de sueño reparador ocurre hasta en el 90 por ciento de las pacientes con fibromialgia, y tiene un impacto negativo en el dolor y la fatiga. Un periodo de sueño adecuado es fundamental para mantener un ritmo circadiano normal. Ya se explicó en el capítulo V la importancia del ritmo circadiano en la preservación de la salud.

Por eso es importante que las personas se acuesten y se levanten a la misma hora, y que pasen suficiente tiempo dormidas (entre siete y ocho horas). Hay que evitar hacer ejercicio antes de dormir. No es recomendable tomar café o alcohol en la cena, ni tampoco inhalar nicotina.

Un baño caliente por la noche puede favorecer el sueño. El dormitorio debe ser usado solamente para dormir o para mantener relaciones íntimas. No debe haber aparatos de televisión encendidos, ni es aconsejable ver la televisión antes de dormir; es preferible leer un libro con temas relajantes. No se llevan a la habitación ni las tareas inconclusas del día ni los pleitos intrafamiliares. El ambiente ha de ser de silencio y oscuridad.

Si la paciente duerme con otra persona, es adecuado preguntarle a ésta si su pareja ronca de manera excesiva o si tiene movimientos involuntarios de las extremidades durante la noche. De ser así, estaría indicado un estudio formal de las alteraciones del sueño.

El uso de tapones de oídos sirve de ayuda cuando el ruido es inevitable, por ejemplo el generado por los ronquidos de la pareja. Otro aspecto importante es la regulación de la temperatura. En época de frío es mejor dormir arropada que recurrir a la calefacción, pues reseca el ambiente.

RESUMEN

- Aparte de los medicamentos, hay una variedad de medidas efectivas que mejoran las molestias de la fibromialgia.
- Éstas son: una actitud positiva frente a la enfermedad, la terapia grupal, el ejercicio graduado, la terapia cognitivo-conductual, la dieta baja en grasas, con mucha fibra, sin irritantes y sin sustancias parecidas a la adrenalina, no fumar y las conductas encaminadas a mejorar el sueño.

Capítulo XIX

El tratamiento con medicamentos

Se deben utilizar medicamentos *en caso estrictamente necesario y bajo la supervisión directa de un médico. Nunca automedicarse.* Ya vimos que la fibromialgia produce molestias en diferentes partes del cuerpo. El peligro constante es que a la paciente se le administre uno o más medicamentos por cada síntoma (para el dolor de cabeza, el dolor muscular, el intestino irritado, la cistitis, la ansiedad, etcétera). Consumir múltiples medicamentos (la polifarmacia) no mejora la enfermedad y pone a la paciente en peligro de desarrollar efectos colaterales indeseables. Hay que recordar que las personas con fibromialgia son especialmente sensibles a los fármacos, por lo cual conviene iniciar cualquier tratamiento con una dosis mínima e irla aumentando paulatinamente.

La polifarmacia es un peligro perenne en la época actual, con la fragmentación de la medicina en especialidades. Por lo tanto, lo mejor es que un solo médico coordine el tratamiento y que pida consulta al especialista en caso necesario.

Con frecuencia surge esta pregunta: ¿qué tipo de especialista es el más indicado para tratar a las personas con fibromialgia? Desde el punto de vista histórico, los reumatólogos han sido los médicos que definieron la enfermedad y que, mediante la investigación, ayudaron a entender mejor sus mecanismos. Sin embar-

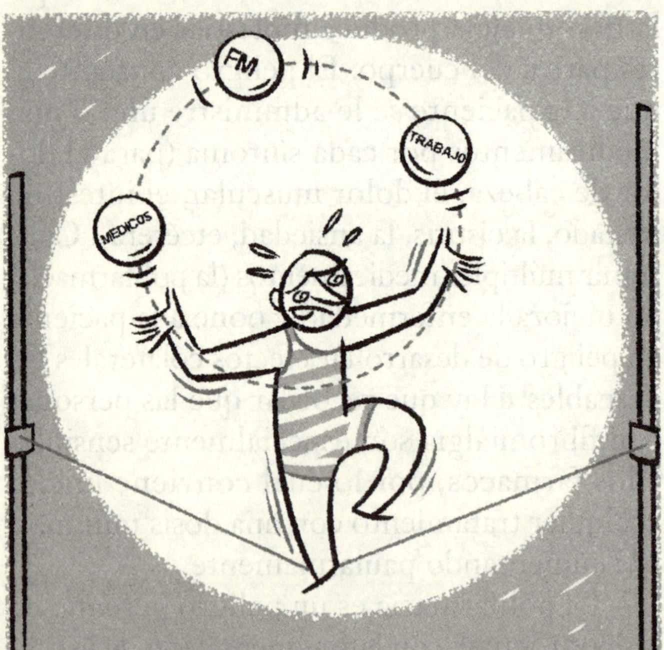

go, las evidencias actuales muestran que la fibromialgia es una enfermedad neurológica. Creemos que, en lugar de un especialista bien definido, el médico más adecuado es aquel que entienda y crea en la fibromialgia, que tenga una visión integral de la medicina y que esté familiarizado y sea capaz de diferenciar esta enfermedad de los múltiples padecimientos con los que se puede confundir.

Medicamentos para el dolor

La fibromialgia no es un proceso inflamatorio; por lo tanto, los medicamentos antiinflamatorios del tipo del naproxeno, diclofenaco o celecoxib tienen poco efecto en el dolor. Son útiles cuando existe otro componente doloroso asociado, como una bursitis u osteoartritis.

Analgésicos

En la fibromialgia son más útiles los llamados *analgésicos puros* del tipo del paracetamol, con una dosis inicial de 500 miligramos tres veces al día, la cual se puede incrementar hasta 750 miligramos cuatro veces al día.

Un analgésico más potente es el tramadol. Este compuesto actúa sobre los receptores *opioides* del cerebro, por esto se le llama *analgésico de acción central.* Se utiliza en una dosis inicial de una tableta de 50 miligramos tres o cuatro veces al día. Esta sustancia presenta la ventaja de que también se puede suministrar en gotero en una concentración de 10 miligramos por mililitro, lo cual permite una dosificación más cuidadosa. Una dosis adecuada de inicio es de 10 gotas, tres o cuatro veces al día. El tramadol puede tener como efectos secundarios náuseas y mareos.

Estos dos medicamentos (paracetamol y tramadol) se han utilizado en combinación para casos con dolor más intenso.

Antidepresivos

En la fibromialgia y otros padecimientos dolorosos crónicos, se han utilizado fármacos antidepresivos con fines analgésicos. El que más se usa es la amitriptilina, un compuesto que pertenece al grupo de los llamados *antidepresivos tricíclicos.* Las dosis que se recomiendan para tratar la fibromialgia son menores a las usadas en la depresión. La amitriptilina, con una dosis inicial de 10 miligramos por la noche (la cual se puede incrementar paulatinamente), es eficaz contra el insomnio, la fatiga y el dolor, en ese orden. Algunos pacientes no toleran ni siquiera estas pequeñas dosis, ya que experimentan los efectos contrarios, como ansiedad nocturna y mareo y boca seca durante el día. Nosotros aconsejamos este tipo de medicamentos en contadas ocasiones.

Otra clase de antidepresivos son los llamados *inhibidores selectivos de la recaptura de serotonina*, grupo al que pertenece la fluoxetina. Los estudios controlados en fibromialgia no mostraron mejoría del dolor, pero sí en el ánimo de las pacientes.

En la actualidad, se está investigando el perfil de seguridad y de beneficio de varios compuestos. Es alentador observar cómo por fin las grandes compañías farmacéuticas han puesto su atención en el estudio de la fibromialgia. A continuación, se mencionan algunos de estos nuevos fármacos.

Hay una nueva clase de antidepresivos inhibidores duales de la recaptura de serotonina y adrenalina, como la venlafaxina, el milnacipran y la duloxetina; estos dos últimos han mostrado, mediante estudios controlados de corta duración, que son capaces de paliar el dolor en un subgrupo de pacientes con fibromialgia. Hay que esperar los resultados de estudios a más largo plazo para poder concluir si estas sustancias están indicadas en el tratamiento crónico de pacientes con fibromialgia.

Moduladores de la adrenalina

Otras sustancias actúan en las uniones (sinapsis) nerviosas del cerebro, al modular la liberación de neurotransmisores del grupo de la adrenalina (a este grupo de neurotransmisores se los denomina con el nombre genérico de *catecolaminas)*. Dichas sustancias son la tizanidina, indicada también como relajante muscular, y el pramipexol, que ya se usa en la enfermedad de Parkinson. En la actualidad, se está investigando si esta clase de fármacos son efectivos en el tratamiento de la fibromialgia.

Moduladores de la serotonina

Aparte de los antidepresivos, hay otro grupo de medicamentos que inciden sobre diversos receptores de la serotonina. Dichos medicamentos fueron diseñados originalmente para controlar la náusea y el vómito en pacientes sometidos a quimioterapia. El más conocido es el tropisetron, el cual, en un estudio controlado de muy corta duración (10 días), demostró ser efectivo en el tratamiento de esta enfermedad.

Medicamentos antineuropáticos

Hay sustancias que disminuyen la excitabilidad de los nervios que transmiten el dolor. Son los llamados medicamentos *antineuropáticos.* Se usan en padecimientos como la neuralgia posherpética o la neuropatía diabética. Nosotros proponemos que dichas sustancias pueden resultar igualmente eficaces en la fibromialgia, ya que nuestras investigaciones sugieren que el dolor fibromiálgico es precisamente un dolor neuropático. Estos compuestos tienen también propiedades antiepilépticas. Como ejemplo de medicamentos pertenecientes a este grupo está la gabapentina. Se están llevando a cabo los estudios controlados para evaluar su efectividad en la fibromialgia. Nosotros utilizamos este compuesto en aquellos casos con dolor intenso que se acompaña de parestesias prominentes.

Dentro de este grupo se incluye un nuevo fármaco denominado pregabalina. En estudios controlados de corta duración (tres meses) ha demostrado ser efectivo en la fibromialgia. La pregabalina ayuda también en la ansiedad y el insomnio. Falta por definir si este perfil benéfico persiste con un uso más prolongado y si no hay efectos indeseables con su uso crónico.

Un temor frecuentemente expresado por las pacientes es el peligro de la adicción a los medicamentos. Aquí hay que diferenciar dos circunstancias. La primera es que el efecto benéfico del medicamento sobre el dolor haga que la paciente quiera seguir utilizándolo; esto no es adicción, sino dependencia del efecto benéfico del tratamiento. La segunda circunstancia, muy diferente, es la verdadera adicción, que se define como el uso ilegal de los medicamentos, mediante métodos fraudulentos de obtención, para obtener efectos eufóricos. La experiencia ha mostrado que la adicción a los analgésicos es excepcional en las personas con fibromialgia.

Cuando existe una zona del cuerpo particularmente dolorosa, donde se encuentra un «punto gatillo» que al presionarlo empeora el dolor en la zona vecina, es adecuado inyectar en ese punto un anestésico local del tipo de la xilocaína.

El uso de xilocaína por vía endovenosa está indicado en casos de dolor extremo. La literatura médica contiene descripciones anecdóticas con resultados favorables, pero hay que señalar que el uso de xilocaína endovenosa puede tener complicaciones serias.

Medicamentos que pueden ayudar al sueño

Todos los mamíferos secretan una hormona al principio de la noche que ayuda a conciliar el sueño; se llama *melatonina* y es secretada por la glándula pineal. La melatonina favorece el sueño de forma natural, por lo que se utiliza para el insomnio asociado con la fibromialgia en dosis iniciales de 3 miligramos, que se puede incrementar hasta 5 miligramos. Este compuesto es también efectivo para combatir el llamado *jet lag* de los viajes transatlánticos.

Hay un grupo de fármacos que se utiliza para combatir las reacciones alérgicas. Un efecto colateral frecuente es la sedación, que servirá para aliviar el insomnio. El mejor ejemplo de este tipo de compuestos es la difenhidramina, que se puede consumir, por la noche, en una dosis de 50 miligramos.

Como se mencionó anteriormente, algunos médicos recomiendan para el insomnio cantidades bajas de antidepresivos tricíclicos, tales como la amitriptilina, con una dosis inicial de 10 miligramos por la noche. Los tranquilizantes del grupo de las benzodiacepinas también se usan para este fin; por ejemplo, el clonacepam en dosis inicial de 0,5 miligramos por la noche. Este compuesto se puede utilizar igualmente durante el día para combatir la ansiedad. Otro medicamento de este grupo es el zolpidem.

Nunca está de más reiterar que todos los medicamentos deben ser administrados bajo estricta y directa supervisión médica.

Medicamentos para el intestino irritable

Como se anotó en el capítulo VIII, las personas con fibromialgia a menudo sufren de intestino irritable, el cual produce dolor abdominal con distensión y estreñimiento que puede o no alternarse con diarrea. Cuando la irritación intestinal se manifiesta principalmente con diarrea, es más fácil controlarla con fármacos que disminuyen la motilidad intestinal, como la loperamida o el difenoxilato. Estos agentes se deben dar como preventivos, sin esperar a que aparezca la diarrea, en dosis bajas de una tableta por la noche de manera constante. En muchos casos, se logra disminuir la urgencia de la deposición, y de este modo la paciente puede llevar, con más tranquilidad, una vida normal fuera de su casa.

Cuando el problema principal es el estreñimiento, se pueden usar productos vegetales de acción local. Hay semillas que hidratan las heces, como el *Plantago psyllium*. Otros agentes como los senósidos son también sustancias vegetales que favorecen la motilidad intestinal. La vieja leche de magnesia es útil, con un valor añadido por su contenido de magnesio, un ion que de alguna manera promueve la analgesia. Si estas medidas no son suficientes, se pueden usar otros laxantes, como bisacodil o el picosulfato sódico.

Hay un nuevo medicamento para el estreñimiento persistente, llamado tegaserod. Su fórmula química es parecida a la serotonina, pero tiene una acción selectiva con los receptores tipo 4 de la serotonina (5-HT-4), lo que incrementa la motilidad intestinal. Los estudios hechos en pacientes con estreñimiento persistente debido a intestino irritable mostraron más eficacia que el placebo. La diarrea puede ser un efecto colateral indeseado de este compuesto.

Agentes bloqueadores de la adrenalina

En la fibromialgia existe una producción excesiva de adrenalina; por lo tanto, parece lógico emplear medicamentos antagonistas de esta sustancia en su tratamiento. Nosotros hemos utilizado dosis bajas (10 miligramos dos veces al día como dosis inicial) de un bloqueador de los receptores *beta* de la adrenalina, llamado propranolol. Lo hemos aplicado en mujeres jóvenes con fibromialgia aquejadas de palpitaciones cardiacas, crisis de angustia o desmayos, con aparente buen resultado.

Las observaciones clínicas sugieren que el propranolol y sus congéneres no tienen efecto importante sobre el dolor. Para esta supuesta falta de acción benéfica existen dos posibles explicaciones:

Por un lado, el propranolol bloquea a un subgrupo de receptores de adrenalina denominados *beta*. En los casos de dolor mediado por el sistema simpático, las interconexiones anormales de las vías del dolor son con los receptores *alfa*.

Por otro lado, es posible postular que, una vez establecidas las interconexiones anormales entre el sistema simpático y las vías de transmisión del dolor, las alteraciones se vuelvan irreversibles.

Hacen falta estudios controlados que examinen de manera directa si los bloqueadores de los receptores beta de la adrenalina ayudan frente al dolor fibromiálgico.

Ya discutimos que en la fibromialgia hay una incesante hiperactividad del sistema simpático y, como consecuencia inevitable, una depresión en la función de su sistema antagónico —el parasimpático—. Está en proceso de estudio si una sustancia que incrementa el tono parasimpático —la piridostigmina— es útil en los casos de fibromialgia.

Evolución del padecimiento

La fibromialgia tiene periodos de exacerbaciones y remisiones. No es un padecimiento que se agrave con la edad. De hecho, una observación detallada durante tres años llevada a cabo en Canadá mostró que el grupo, en general, mejoró y que el 30 por ciento de las pacientes manifestó una mejoría importante en ese lapso. No se pudo identificar ningún tratamiento en particular responsable de la mejoría. Está claro que se necesita descubrir tratamientos más efectivos para la fibromialgia.

RESUMEN

- En el tratamiento de la fibromialgia, se deben tomar los medicamentos imprescindibles —cuantos menos, mejor— y siempre bajo vigilancia directa de un médico.
- Para el dolor son útiles los analgésicos *puros*, del tipo del paracetamol o tramadol. Se usan también dosis bajas de los llamados *antidepresivos tricíclicos*. Se está investigando si los nuevos agentes antidepresivos son eficaces en el tratamiento crónico de la fibromialgia.
- Los medicamentos *antineuropáticos* son prometedores, ya que hay datos que sugieren que el dolor fibromiálgico es precisamente de origen neuropático.
- Se utilizan también sustancias que modulan la adrenalina.
- Para mejorar el sueño, se emplean melatonina, difenhidramina, clonacepan y zolpidem, entre otros.
- Para el intestino irritable se usa loperamida, en caso de diarrea, y leche de magnesia u otras sustancias que favorecen la motilidad intestinal, en caso de estreñimiento.

Capítulo XX

La atención en los sistemas públicos de salud. Fibromialgia e incapacidad laboral

Hemos visto ya las dificultades para el diagnóstico y el tratamiento de la fibromialgia. La situación se torna aún mas complicada en los sistemas encargados de atender la salud de grandes grupos de pacientes. Aunque los sistemas públicos de atención a la salud difieren significativamente entre los diversos países hispanohablantes, hay problemas comunes a todos ellos. El primordial, quizás, es que todos están saturados. El médico dispone de poco tiempo para atender a la paciente, y el darle más tiempo va en detrimento de las personas en espera. Esta enfermedad produce muchos síntomas; por lo tanto, se necesita tiempo para valorarlos. Esta saturación y la consecuente falta de tiempo son una fórmula segura para la frustración, tanto de la paciente como del médico.

Hay que decirlo con claridad: muchos médicos son reacios a tratar a pacientes con fibromialgia, por la falta de tiempo para atender sus múltiples síntomas, por la falta de conocimientos acerca de los mecanismos que llevan a la fibromialgia y también por la pobre respuesta a los medicamentos que se observa en muchos casos. Una de las grandes ineficiencias de los sistemas públicos de salud reside en la mala atención de padecimientos tan frecuentes y complicados como la fibromialgia.

Estamos convencidos de que esta enfermedad y padecimientos afines deben ser tratados en clínicas especiales. El médico ha de diagnosticar la enfermedad y, si está indicado, iniciar un tratamiento con el medicamento adecuado. Una vez diagnosticada, la paciente tendrá que ser conducida a un programa de tratamiento integral grupal, en donde se le ofrezcan las diversas modalidades terapéuticas: explicación, dieta, fisioterapia, intervenciones psicológicas y demás métodos discutidos en el capítulo XVIII. El médico estaría disponible en caso necesario para resolver dudas. Este tipo de programa reduciría las listas de espera, y es muy probable que sea más efectivo y económico. El persistir con la añeja práctica sólo sirve como tierra fértil para la frustración y el desencuentro.

Otro punto importante que no se puede eludir es la relación de la fibromialgia con el trabajo. El dolor, la fatiga y la neblina mental son síntomas que impactan de manera negativa en las actividades rutinarias y también en el ámbito laboral. Ya se ha dicho que la gravedad de las molestias de la fibromialgia abarca un amplio espectro: por un lado, hay personas que, una vez conocidas las causas de sus molestias, pueden continuar con una vida prácticamente normal; en el otro extremo están las pacientes que, por la gravedad de sus síntomas, se sienten incapaces de rendir en el trabajo y buscan que los tribunales legales reconozcan su incapacidad laboral y les den la compensación económica correspondiente. Los estudios controlados muestran que el grado de incapacidad de las pacientes con fibromialgia es similar al de aquellas que sufren de artritis reumatoide.

Está claro que la meta principal, tanto de pacientes como de médicos, debe ser la mejoría de las molestias y no la obtención de un dictamen de incapacidad laboral. Este dictamen no es la solución, sino un mal menor, ya que la paciente continúa sufriendo los síntomas de la fibromialgia.

En el caso de dolor crónico, los juicios de incapacidad son especialmente difíciles, porque no existe ningún parámetro objetivo que mida la gravedad del padecimiento. El dolor siempre será una sensación subjetiva y privada y se acompañará de una emoción negativa. Como ya se mencionó, el examen físico de las pacientes con fibromialgia no muestra daños en la estructura del cuerpo, y los análisis de laboratorio son normales; por lo tanto, no existe una fórmula que se pueda basar en alteraciones objetivas para definir a quién se le debe conceder la incapacidad.

Los estudios practicados en países nórdicos desarrollados han mostrado que, con independencia de la enfermedad subyacente, hay un grupo determinado de pacientes que no puede sostenerse dentro del marco laboral. Su perfil es el siguiente: con más frecuencia son solteras, tienen menos años de educación escolar, menos ingresos como producto de su trabajo, edad más avanzada, hacen maniobras físicas repetitivas en el desarrollo de sus actividades y no existe flexibilidad para modificar el ambiente interno del trabajo.

Los expertos norteamericanos en medicina del trabajo recomiendan una evaluación multidisciplinar de la posible incapacidad laboral en la que participen médicos, psicólogos y especialistas en terapias ocupacionales. En esta evaluación es importante definir la existencia de varios factores:

- Factores estresantes en el ambiente del trabajo que pudiesen ser modificados.
- Obvias incongruencias entre las demandas laborales y la capacidad de la paciente para cumplirlas.
- Definir si la persona que no puede con la carga laboral padece de depresión o de otro trastorno psicológico que sea susceptible de ser tratado de modo específico.
- Definir si la persona se pudiese beneficiar con la concesión de un periodo de incapacidad temporal.
- Investigar la posibilidad de que la paciente sea reentrenada para desarrollar un trabajo diferente.

Las pacientes con fibromialgia tienen tanto derecho a la incapacidad laboral como cualquier otra persona con enfermedad crónica dolorosa. En los juicios de incapacidad deben intervenir, aparte de los abogados que atiendan los aspectos legales, médicos especialistas en padecimientos laborales y psicólogos. Se debe partir de la base de que las molestias de la fibromialgia son tan genuinas como las presentes en cualquier otra enfermedad reumática, y desde ahí buscar la mejor opción, sin perder de vista que la prioridad es la rehabilitación de la salud de las pacientes.

RESUMEN

- La saturación de los servicios públicos de salud los convierte en lugares ineficaces para tratar pacientes con enfermedades tan complejas como la fibromialgia.
- Se deben buscar alternativas innovadoras. La terapia grupal es una de ellas.
- Los síntomas que provoca la fibromialgia dificultan la realización de actividades laborales.
- Los juicios de incapacidad laboral deben partir del hecho de que las molestias que refiere la paciente son genuinas.
- Hay opciones a la incapacidad laboral que requieren de una conciliación entre las limitaciones de la paciente y ciertas modificaciones en el ambiente laboral.

Capítulo XXI

Tratamientos complementarios y alternativos

La medicina complementaria o alternativa se puede definir como el conjunto de procedimientos originados fuera de la medicina científica, que han demostrado ser capaces de mejorar las molestias de los pacientes, pero que su efectividad todavía no tiene la validación de los expertos.

Hay que diferenciar los tratamientos complementarios o alternativos de la charlatanería, de la cual nos ocuparemos en el siguiente capítulo. Los tratamientos complementarios o alternativos merecen toda la atención y respeto, pues muchos de ellos son útiles como parte del tratamiento integral de la fibromialgia.

La lista de remedios complementarios es inmensa. Aquí se mencionan los más comunes y los que tienen relación con la fibromialgia. Se anota también si existen o no estudios controlados que avalen su eficacia. Por último, se evalúan brevemente las ventajas y desventajas de este tipo de tratamientos.

LA QUIROPRAXIA

Es una escuela fundada en 1895 por Daniel David Palmer. Esta disciplina sostiene que la manipulación de la columna vertebral alivia el dolor mediante el acomodamiento de los cuerpos vertebrales subluxados. Los quiroprácticos han seguido unos estudios académicos específicos y cuentan con órganos colegiados de supervisión. Esto sucede, sobre todo, en Estados Unidos, donde se originó esta modalidad de tratamiento. Hay evidencia científica que avala la efectividad de las manipulaciones quiroprácticas en el tratamiento del dolor de la parte baja de la espalda; sin embargo, los estudios controlados no han mostrado que las manipulaciones quiroprácticas sean efectivas en la mejoría de la fibromialgia.

ACUPUNTURA

Es una venerable y milenaria disciplina china. Está basada en la idea de que existe una fuerza vital que corre a través del cuerpo e influye en sus funciones. La salud se debe a que la energía fluye sin obstrucciones, de manera armónica y equilibrada. Aquí entra una vez más el concepto del yin y el yang, que se abordó en el capítulo V. Se ha visto que la aplicación de la acupuntura eleva los niveles de endorfinas, que son los analgésicos naturales del cuerpo.

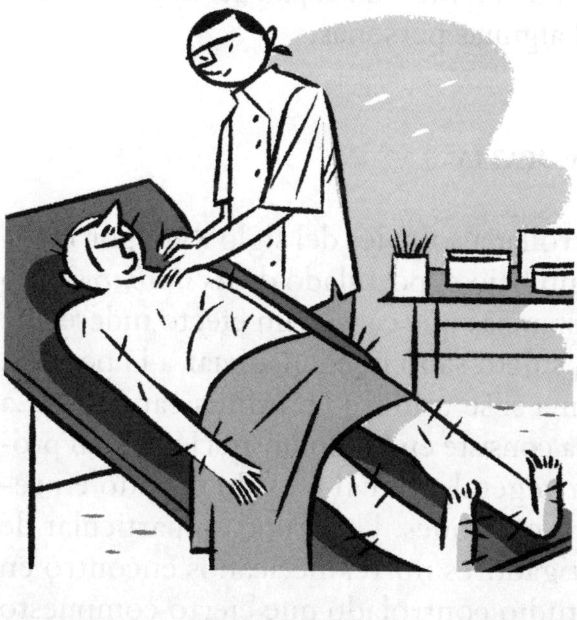

La acupuntura estimula puntos específicos del cuerpo, los cuales están frecuentemente localizados en *meridianos*, que, de acuerdo con

esta filosofía, son los canales que conducen la energía. Es interesante observar la coincidencia entre la situación anatómica de los meridianos y la localización de los ganglios nerviosos simpáticos. La efectividad de la acupuntura está probada en el alivio de la náusea en pacientes que reciben quimioterapia. También se ha comprobado que es un buen analgésico. Los estudios controlados en fibromialgia muestran que se trata de un método capaz de mejorar el dolor en algunas personas.

HOMEOPATÍA

Desarrollada a finales del siglo XVIII por Hahnemann bajo el postulado de *los similares;* esto es, sustancias que causan un efecto indeseable en un sujeto sano pueden aliviar a la persona enferma si se utilizan en ínfima cantidad. La terapia consiste en la administración de un producto vegetal, el cual ha sido diluido en repetidas ocasiones. Un grupo en particular de investigadores norteamericanos encontró en un estudio controlado que cierto compuesto homeopático *(verum LM)* aminoraba más el dolor de las pacientes con fibromialgia que el grupo de control que sólo recibió placebo.

PRODUCTOS NATURALES 'NEUTRACEUTICALES'

Incluyen un grupo muy grande de diversas vitaminas, minerales, neurotransmisores, productos animales como cartílagos de tiburón y otras sustancias naturales como la glucosamina, condroitín y la S-adenosil-metionina (SAM-e).

La glucosamina y el condroitín parecen tener un efecto favorable en un tipo específico de artritis, la osteoartritis. No hay ninguna razón para pensar que puedan mejorar los síntomas de la fibromialgia.

El SAM-e es un compuesto interesante. Su fórmula proviene de la unión de la L-metionina con el trifosfato de adenosina (ATP). Es capaz de intervenir en diversos procesos metabólicos. Tiene propiedades analgésicas y antidepresivas. Un estudio danés doblemente cegado mostró que el SAM-e, en una dosis de 800 miligramos al día, es más eficaz que el placebo en la fibromialgia.

Hay varios productos naturales que no se han probado directamente en pacientes con fibromialgia y que, sin embargo, han demostrado tener acciones benéficas en síntomas que se presentan con frecuencia en este padecimiento, como el insomnio y la depresión.

Los extractos de la raíz de la valeriana *(Valeriana officinalis)* han mostrado efectividad en el insomnio. La hierba de san Juan *(Hypericum perforatum)* tiene acción positiva sobre la depresión leve. El malato de magnesio podría tener algunas propiedades analgésicas. El *Ginkgo biloba* supuestamente mejora la memoria, pero su acción es similar a la de la cafeína, y ello empeora los estados de ansiedad, por lo que no se recomienda en la fibromialgia.

Con frecuencia, las pacientes sienten alivio con diversos tipos de masajes. La hipnosis también ha demostrado ser útil en algunos casos. Por otro lado, el uso de magnetos no ha verificado su eficacia.

LA ATRACCIÓN HACIA LA MEDICINA COMPLEMENTARIA Y ALTERNATIVA. SUS CLAROSCUROS

Aparte del valor intrínseco de los métodos complementarios, hay otras razones por las cuales muchas personas se sienten atraídas por este tipo de tratamiento. Algunas de las razones se derivan de las deficiencias de la medicina ortodoxa, como la actitud paternalista y el poco tiempo que el médico dedica al paciente, o los efectos colaterales e indeseables de los medicamentos, que son más evidentes cuando el tratamiento se administra por periodos prolongados, así como los altos costes de los mismos; por otra parte, la sociedad en general cada vez tiene expectativas más altas en relación con la calidad y la cantidad de vida productiva.

Está claro que los tratamientos complementarios tienen también su lado oscuro y hasta arriesgado. En muchos casos, la mejoría no es debida al compuesto activo de la sustancia ingerida, sino al efecto placebo que ésta induce, como se explicó en el capítulo IV. La rígida supervisión que se ejerce sobre la práctica de la medicina ortodoxa no existe en la medicina complementaria. Hay entonces una proliferación de verdaderos embaucadores que se hacen llamar *doctores* en diversos tipos de disciplinas como la homeopatía, la acupuntura o la *naturopatía*, entre muchas otras.

Se sabe que los efectos benéficos de los tratamientos complementarios son parciales y específicos para ciertos tipos de padecimientos dolorosos; sin embargo, es frecuente observar que ciertas disciplinas complementarias quieren utilizar su método como una verdadera *panacea*, con el argumento de que son efectivas en el tratamiento de todo tipo de enfermedades.

No hay un estricto control de calidad en los productos naturales; por lo tanto, no se puede confiar en la pureza de los mismos. En un estudio llevado a cabo en Estados Unidos se comprobó que el 12 por ciento de las preparaciones que se vendían como *ginseng* no tenían este compuesto, y que en aquellos lotes que sí lo contenían, las concentraciones de la sustancia variaban ampliamente y no se correspondían con lo mostrado en las etiquetas de los envases.

Otra deficiencia de la medicina complementaria es la escasez de estudios serios que avalen su eficacia, de manera que el adherirse a determinado tipo de tratamiento es un acto más emocional que racional.

Hay un fenómeno evidente en muchas clases de tratamientos alternativos: la constante mirada hacia el pasado. Esto se presenta de manera clara en la homeopatía, la quiropráctica y la acupuntura, en las cuales los principios y los tratamientos son muy similares a los promulgados años o siglos atrás. Está claro que no existe ninguna ciencia ni tratamiento perfecto, y que la solución de las enfermedades se deriva del avance progresivo del conocimiento y no de la práctica estática y nostálgica de ritos terapéuticos antiguos.

RESUMEN

- Los métodos complementarios o alternativos merecen ser tomados en cuenta en el tratamiento de la fibromialgia.
- La acupuntura, el SAM-e, la hierba de san Juan y el maleato de magnesio, entre otros, pueden ser de utilidad.
- Los métodos complementarios tienen su lado oscuro. No existe supervisión adecuada sobre las personas que se hacen llamar *doctores* ni sobre los remedios que éstas promueven.

Capítulo XXII

El charlatán, cómo reconocerlo

El charlatán es un personaje carismático pero siniestro que ha acompañado a las enfermedades en toda la historia de la medicina. Se podría definir como un sujeto que se jacta de tener un remedio (generalmente la cura total) para alguno de los múltiples padecimientos crónicos. Es curioso observar que, en muchos casos, el charlatán no es un mentiroso contumaz, sino más bien una persona con poco juicio crítico acerca de la realidad e ignorante de la tremenda complejidad de las enfermedades crónicas. En ocasiones, posee una personalidad sociópata; es seductor en su forma de actuar, simpático, vehemente, transmite seguridad en sus afirmaciones, pero carece de escrúpulos y no le preocupan ni sus obvias limitaciones como terapeuta ni el estar engañando a los individuos más vulnerables de la sociedad, los enfermos crónicos.

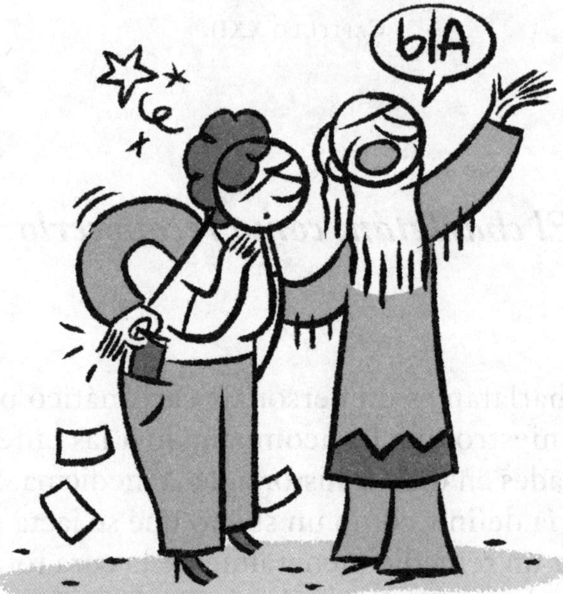

El charlatán tiene un perfil lo suficientemente definido como para poder reconocerlo con independencia del hecho de si supuestamente cura el cáncer, la artritis o la fibromialgia. Por lo general, esta persona no tiene entrenamiento formal en el área donde se ubica la enfermedad. En ocasiones, ni siquiera es médico. Hace sus «descubrimientos» en solitario y sin una base científica coherente. Sus seudoargumentos están empapados de jerga médica, pero sus planteamientos no resisten un escrutinio científico elemental.

Este tipo de curanderos no se conforman con aportar un avance en el conocimiento de alguna enfermedad, sino que de golpe y porrazo descubren la curación, la solución completa a enfermedades complejísimas. Ignoran el hecho de que el conocimiento es una progresión ordenada de ideas y que no se puede dar ni por saltos ni por generación espontánea. Es imposible comenzar a construir un edificio por el último piso, sin antes haber plantado sus cimientos.

Con frecuencia, una coyuntura casual es el origen de su genial descubrimiento. Las evidencias de que cura (o mejora) la enfermedad nunca están basadas en estudios controlados, siempre en la anécdota: fulano de tal tenía cáncer terminal, estaba desahuciado, y al someterse a mi tratamiento, se curó. Fulano de tal puede existir, pero probablemente nunca tuvo la enfermedad terminal de la que fue curado. El testimonio de una persona en particular es un gancho habitual para atrapar a sus víctimas. Cuando se le pregunta al charlatán dónde están las legiones de pacientes que, según él, ha curado con su método maravilloso, responde que ellos se quedaron tan contentos que no quieren saber nada de su pasado marcado por el padecimiento.

El charlatán no conoce límites; en su desvarío, es capaz de asegurar que su pócima maravillosa no sólo cura fibromialgia sino también osteoartritis (enfermedades totalmente diferentes) y todo tipo de reumas, lo que convierte a su remedio en una verdadera panacea.

El *chamán* que «cura» enfermedades reumáticas desconoce la existencia de su mejor aliado: el efecto placebo. Ignora el hecho de que cualquier analgésico que se considere efectivo debe aliviar a más del 30 por ciento de las personas que lo toman (véase el capítulo IV).

Al charlatán le encanta la historia de David y Goliat. Argumenta que la razón por la cual su descubrimiento maravilloso no tiene aplicación universal son los intereses económicos de las compañías farmacéuticas, que conspiran en su contra. Arguye que la divulgación de su hallazgo las conduciría a la ruina. Sin embargo, no le causan empacho sus propios ingresos, derivados de la venta de su producto mágico.

La historia natural de este tipo de curanderos es la misma que la de las tiples de cabaré. Tienen su periodo de fama, para después ser olvidados y reemplazados por otra persona con trucos más novedosos y actitudes más seductoras. ¡Qué difícil debe de ser para el charlatán contraer una enfermedad crónica y sobrellevarla, a sabiendas de que en el pasado abusó de la situación vulnerable en la que él se encuentra!

Hay varios motivos que explican la atracción de la charlatanería sobre las pacientes. La primordial es la desesperación por su mal estado de salud, que las lleva a probar cualquier remedio con tal de conseguir la mejoría. Se necesita también cierta dosis de ingenuidad e incultura para creer en una solución que no tiene base razonable alguna. Detrás de esta ingenuidad existe algo de irresponsabilidad. Es más fácil creer a ciegas que un producto maravilloso producirá la curación total del padecimiento que someterse a un tratamiento que requiere de esfuerzo constante y de un cambio en el estilo de vida.

Bajo esta atracción por lo irracional subyace también una tradición sociocultural peculiar. Las sociedades hispanoamericanas siempre han sido seducidas por las explicaciones mágicas de la vida y sus circunstancias. Por último, hay un grupo pequeño de personas en quienes su atracción a la charlatanería se sustenta sobre la base de una oposición al sistema establecido. Rechazan todo lo que tenga que ver con la autoridad, con la medicina ortodoxa, con la industria farmacéutica y con los organismos gubernamentales de salud.

En esta aldea global en que vivimos, sufrimos la masificación de la charlatanería a través de los medios de comunicación. Un ejemplo son todas las publicidades donde aparecen todo tipo de remedios milagrosos para las más variadas enfermedades.

El mejor recurso contra la charlatanería es la información. Resulta contraproducente que un organismo gubernamental o un colegio médico intente de alguna manera limitar la actuación del charlatán (a menos que su pócima sea claramente tóxica). Esto sería darle armas al curandero para mostrar que los poderosos intereses políticos y económicos conspiran en contra de su maravilloso remedio. También es inútil procurar convencer a los seguidores incondicionales de lo falso del tratamiento predicado por su gurú. Ante la creencia dogmática, no hay argumento científico que valga.

Una persona bien informada hará una valoración crítica de los supuestos tratamientos maravillosos y demandará conocer la base teórica sobre la cual se fundamentan, así como su mecanismo de acción y los estudios que avalen su utilidad y su seguridad.

RESUMEN

- El charlatán es y será un acompañante siniestro de todas las enfermedades crónicas.
- Se aprovecha de la desesperación, la ingenuidad o la ignorancia de las pacientes.
- El mejor recurso contra la charlatanería es la información y una actitud crítica ante tratamientos supuestamente maravillosos.

Capítulo XXIII

Atisbando el futuro. El tratamiento integral (holístico)

Los importantes avances que se han hecho en el conocimiento de la fibromialgia en los últimos años autorizan pronosticar un panorama más optimista para las personas afectadas por esta enfermedad. Aunque es imposible e irresponsable intentar predecir el futuro, los adelantos obtenidos permiten conjeturar qué cambios veremos en las próximas décadas.

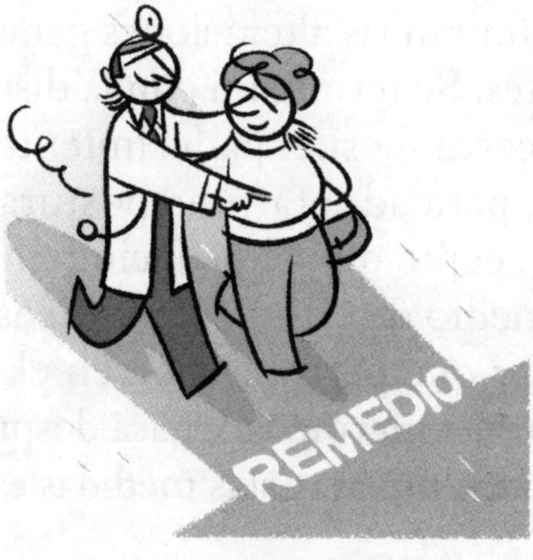

Habrá un reconocimiento más amplio de la fibromialgia por parte de la comunidad médica. Los resultados de las investigaciones arrasarán con las posturas escépticas y denostadoras. Baste recordar que en la historia de los avances del conocimiento siempre ha habido rémoras. Estas rémoras son los seudointelectuales apoltronados en el sofá de las descalificaciones, mirando constantemente al pasado, incapaces de asimilar nuevos paradigmas ni de afrontar nuevos retos, pero siempre prejuzgando y descalificando.

La investigación científica demostrará de manera más definitiva los mecanismos que predisponen, desatan y mantienen la fibromialgia. Esperamos que se corrobore nuestra propuesta de que la disfunción del sistema nervioso autónomo está en el epicentro del padecimiento.

Se definirán las alteraciones genéticas predisponentes. Se terminará con la discusión bizantina acerca de si el padecimiento es físico o mental, para adoptar una postura integradora que acepte que el padecimiento es real.

Por medio de estudios genéticos se podrá determinar qué personas corren el riesgo de desarrollar la enfermedad, para después tomar medidas preventivas. Estas medidas estarán encaminadas a mantener el equilibrio armónico de nuestro organismo antes de que se desate el dolor crónico. Se deberán prevenir los vicios derivados del estrés social de la vida moderna, tales como la pérdida de los ciclos armónicos día/noche, las dietas aberrantes y la falta de equilibrio entre trabajo, reposo y ejercicio.

Ante una enfermedad ya instaurada, se definirán, a nivel molecular, las conexiones anormales íntimas que existen entre el sistema nervioso simpático y las vías centrales del dolor. Entonces se podrán diseñar medicamentos específicos para romper estas conexiones viciosas que perpetúan el padecimiento. Mientras no se encuentre la curación definitiva, los medicamentos, cada vez más efectivos, seguirán siendo solamente una pieza del tratamiento integral. La meta primordial del tratamiento estará encaminada a armonizar el funcionamiento de nuestro principal sistema de equilibrio.

Todo lo anterior sólo será alcanzable con una gran alianza entre pacientes, médicos y autoridades sanitarias. Todos juntos, mano a mano, utilizando como herramienta la investigación científica, romperán con paradigmas caducos. Ésta es, precisamente, la labor de la investigación científica: acabar con el inmovilismo y avanzar hacia nuevos horizontes del conocimiento. Sólo así se encontrará remedio para esta epidemia silenciosa del siglo XXI.

Capítulo XXIV

La fibromialgia en la vida y en la obra de Frida Kahlo

La mexicana Frida Kahlo (1907-1954) es, sin lugar a dudas, una de las pintoras más intensas y apasionadas del siglo XX. La vida de Frida cambió de manera dramática a los 18 años, cuando sufrió un terrible accidente de tráfico. Un tranvía embistió el autobús en el que ella viajaba. Frida sufrió múltiples fracturas óseas; entre ellas, las de las vértebras lumbares. Un tubo metálico se le clavó en el abdomen. Como consecuencia del accidente estuvo en cama durante varios meses, enyesada con un corsé ortopédico. A partir de entonces, Frida sufrió un intenso dolor generalizado y una fatiga constante; estos síntomas permanecieron con ella el resto de su vida.

A lo largo de los años, se formularon diferentes diagnósticos para tratar de explicar sus molestias, tales como tuberculosis y sífilis, pero ninguno de ellos se corroboró. Recibió multitud de tratamientos, tanto por medio de fármacos como por el confinamiento prolongado en cama, aprisionada por diversos tipos de corsés. También se sometió a varias operaciones de la columna vertebral, en México y en Estados Unidos. Ninguna intervención mejoró sus dolores.

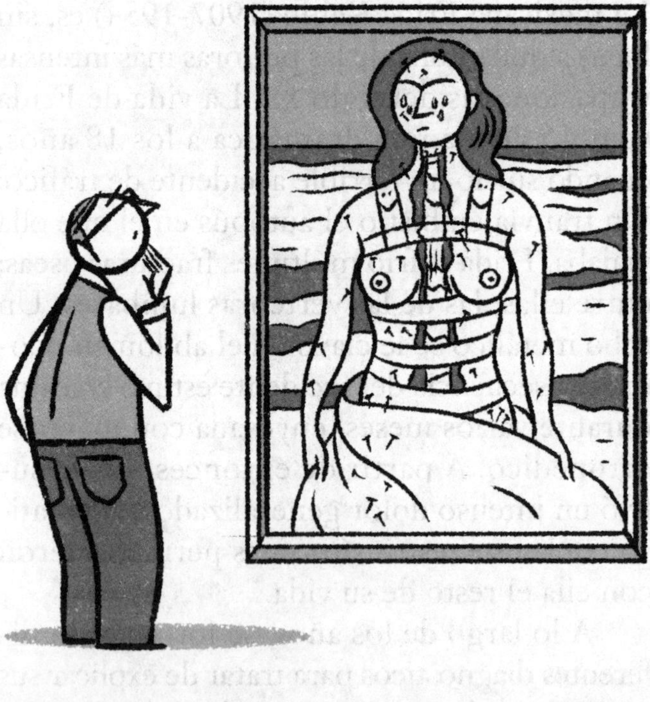

Frida empezó a pintar durante los prolongados periodos de confinamiento en el corsé de yeso. Utilizaba un caballete especialmente diseñado para pintar acostada. Se colocó un espejo en el dosel de su cama para poder mirarse a ella misma y así crear sus autorretratos.

Frida describía sus pinturas como «la más franca expresión de mi ser». Sus autorretratos son apasionados. Su temática, el dolor y el sufrimiento. Estas emociones están dramáticamente plasmadas en su pintura al óleo *La columna rota*.

Nuestras investigaciones proponen que Frida padeció fibromialgia postraumática. Este diagnóstico explicaría el intenso dolor crónico generalizado y también la fatiga persistente que ella sufrió después de su terrible accidente. El diagnóstico de fibromialgia explica, asimismo, la falta de respuesta que tuvo a los tratamientos quirúrgicos. Como se indica en el capítulo VI, la fibromialgia con frecuencia se desata después de un traumatismo físico.

En el diario de Frida hay un dibujo que refuerza nuestra impresión diagnóstica. A lápiz se muestra ella llorando. Once flechas apuntan a sitios específicos de su cuerpo. Años más tarde se demostró que la mayoría de los sitios señalados en esta imagen de Frida eran, precisamente, los puntos diagnósticos de la fibromialgia. Hay que aclarar que el dibujo en cuestión no es su famosa pintura *El venado herido*, sino un trazo a lápiz que aparece en su diario.

Las pinturas de Frida reflejan dolor y padecimiento, con las connotaciones emocionales que refieren frecuentemente las pacientes con fibromialgia para describir su enfermedad.

El paciente pregunta y el médico responde

Tengo fibromialgia, me la diagnosticaron hace cerca de dos años, pero llevo muy mal la medicación que me puso mi médico. ¿Qué podemos hacer las personas que no toleramos la medicación?

Es cierto que algunas pacientes con fibromialgia son sensibles a los medicamentos. Dichas personas pueden seguir los tratamientos no medicamentosos anotados en el capítulo XVIII.

A mis 38 años ya sufro fibromialgia y artritis reumatoide. Querría saber si existe algún tipo de relación entre estas dos enfermedades y saber si la fibromialgia puede afectarme «a peor» cuando me llegue la menopausia.

Las pacientes con artritis reumatoidea tienen con alguna frecuencia fibromialgia concomitante. En estos casos hay que definir si el dolor es debido a la inflamación de las articulaciones o a la fibromialgia, ya que los tratamientos son diferentes. La menopausia es una época de cambios hormonales que en algunos casos puede empeorar las molestias de la fibromialgia.

A mi madre le han diagnosticado fibromialgia. Es una persona que, de toda la vida, ha tenido el colesterol elevado. ¿Pueden tener algo que ver una cosa y otra?

No hay ninguna conexión entre el colesterol y la fibromialgia.

Me gustaría saber qué alimentos pueden ayudar a una persona con fibromialgia.

La dieta vegetariana ayuda. Hay que evitar alimentos grasosos, carne roja, café, refrescos de dieta tal y como se menciona en el capítulo XVIII.

¿Hay ya alguna prueba que detecte la fibromialgia? ¿Cómo van los estudios acerca de esta enfermedad?

No hay una prueba específica para definir si existe fibromialgia. El diagnóstico se hace en función de los síntomas que refiere la paciente y la hipersensibilidad a la palpación en diversas áreas del cuerpo. En los capítulos XV y XVI se explican los últimos avances en la investigación.

Me acaban de diagnosticar fibromialgia y quisiera saber si esta enfermedad es degenerativa.

Si por degenerativa se refiere a que daña la estructura del cuerpo de manera progresiva, la respuesta es no. El problema de la fibromialgia es el dolor en sí, no el daño que pudiese producir al cuerpo.

Mi marido fuma casi dos paquetes de tabaco al día. Lleva de baja mes y medio por fibromialgia. ¿Nos podrían comentar cómo influye el tabaco en un paciente con fibromialgia?

Puede empeorar el padecimiento, ya que la nicotina es una sustancia con efectos parecidos a la adrenalina. Hemos propuesto que el exceso de adrenalina es una causa de la fibromialgia.

Me gustaría que me informasen sobre un nuevo medicamento contra esta enfermedad llamado Recuperat-ion. Es un preparado a base de sodio, magnesio, potasio y calcio.

El Recuperat-ion no es un medicamento, es agua en la que están diluidos electrolitos en concentraciones específicas. No hay estudios que demuestren la utilidad del Recuperat-ion en casos de fibromialgia. Tampoco hay razones hipotéticas para pensar que pueda ser efectivo.

Tengo 36 años y fibromialgia desde hace siete. No sigo ningún tratamiento. Me gustaría quedarme embarazada, pero me da miedo la reacción del organismo. ¿Ustedes qué opinan?

No hay razón para temer una reacción desfavorable de su organismo al embarazo por el hecho de tener fibromialgia.

¿La fibromialgia tiende a empeorar?

No, los estudios científicos han mostrado que, de hecho, un porcentaje de las pacientes mejoran con el paso del tiempo.

Tengo 51 años y hace tres me diagnosticaron fibromialgia. He estudiado la enfermedad y gracias a los productos naturales me encuentro mejor. Me dan alergia algunos medicamentos.

En el capítulo XXI se mencionan algunos productos naturales que pueden ser beneficiosos.

Quisiera saber si existe alguna relación entre la falta de apetito sexual y la fibromialgia.

Hay varias razones para que el apetito sexual esté disminuido: las principales son el dolor y el cansancio. En ocasiones hay dolor vaginal durante la relación sexual. Para enfrentar el problema, es fundamental una comunicación abierta con la pareja. El uso de lubricantes puede disminuir el dolor durante el coito.

Mi prima tiene fibromialgia y toma antidepresivos, antiinflamatorios y parches de morfina. A mí me parece que son demasiados medicamentos. ¿Creen que es un tratamiento correcto?

Las dosis bajas de antidepresivos de los llamados «tricíclicos» como la amitriptilina pueden disminuir las molestias en algunas pacientes. Otras no toleran siquiera estas dosis reducidas. Los antiinflamatorios son de poca utilidad, ya que la fibromialgia no es una enfermedad inflamatoria. Son mas efectivos los analgésicos puros. Los parches de morfina deben ser reservados para casos extremos.

Quisiera saber si los síntomas febriles tienen algo que ver con la fibromialgia.

En ocasiones, las pacientes se sienten «afiebradas». En particular, aquéllas en quienes la fatiga es el síntoma primordial. Si la temperatura se eleva por encima de 37,5 ºC, hay que buscar otras causas.

¿Existe alguna relación entre la fibromialgia y el síndrome de Sjogren? ¿Cómo es posible que unas agujetas se conviertan en pequeñas lesiones?

La fibromialgia provoca sequedad en ojos y boca, lo que puede confundirse con el síndrome de Sjogren. Por otro lado, las pacientes con un verdadero síndrome de Sjogren padecen con mayor frecuencia de fibromialgia. En el caso de la fibromialgia, no hay razón para pensar que las «agujetas» puedan producir algún tipo de lesión. En el síndrome de Sjogren sí pueden aparecer pequeñas lesiones en las piernas llamadas «púrpura».

Tengo fibromialgia. ¿Qué posibilidades hay de que mi hija la herede? En caso de que sea hereditaria, ¿qué puede hacer ella para evitarlo?

Los estudios más recientes indican que se puede heredar la predisposición a contraer fibromialgia pero no la fibromialgia en sí. Para intentar evitar esta enfermedad en su hija, es adecuado que lleve un estilo de vida que favorezca un funcionamiento normal de su sistema nervioso autónomo. Esto es, seguir los ciclos día-noche con actividad y descanso, practicar ejercicio recreativo, dieta vegetariana y disminuir el estrés. Como puede ver, éstas son medidas generales de sentido común.

Sin embargo, estoy convencido de que las transgresiones a este sentido común son una de las razones que han hecho que la fibromialgia sea tan frecuente en nuestros días.

Hace dos años me diagnosticaron fibromialgia. Me da mucha pena porque tengo que reconocer que mi calidad de vida ha bajado considerablemente.

En efecto, el problema principal de la fibromialgia es precisamente un deterioro de la calidad de vida. El dolor y el cansancio se contraponen a llevar una vida satisfactoria. Hay manera de mejorar la calidad con las medidas anotadas en el capítulo XVIII, pero queda mucho por hacer.

Quiero aprovechar esta oportunidad para quejarme de que los médicos no están preparados para esta enfermedad. ¿Qué tenemos que hacer para que los médicos nos hagan caso? ¿Qué hay que hacer para que se tome esta enfermedad en serio?

Estoy de acuerdo: existe una ignorancia y un rechazo a la fibromialgia por parte de un grupo (cada vez menor) de médicos. Hay varias razones para este rechazo: al desconocer los mecanismos de desarrollo de la fibromialgia, muchos médicos se sienten desorientados y simplemente no entienden o no creen lo que la paciente les está diciendo. La paciente tiene muchos síntomas y el médico, poco tiempo, fórmula segura para la impaciencia y el desencuentro. Por último, con frecuencia las pacientes no mejoran con el tratamiento que el médico prescribe. Esto es un golpe directo al *ego* (muchas veces inflado) del doctor. Sin embargo, hay que reconocer que en los últimos años se ha notado un cambio de actitud de la comunidad médica. Del rechazo se está pasando a la investigación.

Tengo 42 años y llevo dos años de baja por fibromialgia. He intentado conseguir la invalidez, pero me la han denegado. Por lo visto, la Seguridad Social no quiere dar la invalidez a este tipo de enfermos.

El problema de incapacidad para el trabajo se discute en el capítulo XX. Es importante reiterar que la fibromialgia es una causa válida de incapacidad para trabajar. Se debe estudiar cada caso en particular partiendo de la premisa de que las molestias son reales.

Tengo fibromialgia y me han aconsejado que acuda a una asociación. ¿Es bueno acudir a este tipo de asociaciones para hablar de la enfermedad?

Depende del tipo de asociación. Sí sirve ir a una asociación para obtener información fidedigna y actualizada, para buscar caminos a la mejoría, y para dar y obtener apoyos de sus congéneres con el fin de salir adelante. Sirve también para cohesionar esfuerzos reivindicativos. No funciona si la asociación se convierte en un constante corrillo de lamentaciones, si existe por parte de los líderes algún afán de lucro, o si la asociación toma posturas dogmáticas no respaldadas por evidencias científicas. El fin primordial y último de las asociaciones debería ser buscar la mejoría y eventualmente la cura de las asociadas.

Desde que me diagnosticaron fibromialgia, voy de depresión en depresión. ¿Tienen algo que ver la depresión y la fibromialgia?

Un porcentaje importante de personas con fibromialgia sufre de depresión concomitante. Hay varias posibles explicaciones para esta relación: la primera es que el dolor y el cansancio provoquen depresión. Otra razón es que los mecanismos que llevan a la fibromialgia también llevan a la depresión.

A los 18 años me diagnosticaron artritis reumatoide, pero muchas veces creo tener síntomas de la fibromialgia. ¿Cuál es la diferencia?

La artritis reumatoide provoca hinchazón y, en algunos casos, erosiones en las articulaciones. Hay una prueba de laboratorio que resulta anormal en la inmensa mayoría de los casos de artritis, llamada el factor reumatoideo. Esto no sucede en la fibromialgia. Sin embargo, es posible que ambas enfermedades coexistan.

¿Por qué la fibromialgia no te permite llevar una vida normal y la Seguridad Social no considera que te incapacite?

Es una reflexión interesante que habrá que planteársela a las autoridades sanitarias de nuestro país.

¿Qué especialista debe tratar la fibromialgia?

Desde el punto de vista histórico, han sido los reumatólogos los encargados de ver a las pacientes por una razón natural: el dolor se localiza en los músculos. En la actualidad, no se puede decir que exista una especialidad médica única para atender a dichas pacientes. Creo que ellas se verán bien acompañadas por un médico con conocimientos no sólo de fibromialgia, sino de medicina en general para poder atender las diversas molestias del padecimiento, alguien que valore la importancia del trato humano en la relación médico-paciente.

Tengo fibromialgia severa, fatiga crónica intensa, osteoporosis y artrosis. Hago gimnasia y ando mucho. ¿Me beneficiaría el taichi?

Probablemente. El taichi es un ejercicio recomendable en los casos de fibromialgia.

Convivo con la fibromialgia y puedo decir que es una enfermedad muy difícil. ¿Cómo podemos llevar mejor estos síntomas los pacientes?

En los capítulos XVII al XX se explica cómo sobrellevar el padecimiento.

Llevo tres años con fibromialgia. En este tiempo me he dado cuenta de que el aire acondicionado me perjudica. ¿Es una obsesión mía o es realmente prejudicial?

Algunas personas con fibromialgia son sensibles a diversos productos químicos y ambientes artificiales como los que puede haber en los edificios con aire acondicionado. Habrá que constatar la limpieza de las alfombras, de los filtros del aire y lo adecuado de la temperatura interior.

Padezco de fibromialgia y tengo pérdidas de memoria y dolores de cabeza. Se me olvidan hasta las palabras. ¿Es de la fibromialgia o debería visitar a otro especialista?

En efecto, la fibromialgia provoca esos síntomas que se han denominado como «fibroniebla».

Tengo fibromialgia y estoy con la posmenopausia. No puedo estar peor de dolor ni con el ánimo más bajo. Muchas veces no puedo ni andar como para hacer ejercicio; sexualmente es un desastre porque ni puedo ni tengo ganas (mi marido tiene una paciencia de santo). ¿Qué puedo hacer, quizá con la alimentación, para mejorar un poco todo esto?

Necesita un tratamiento integral en donde también se ponga atención a la depresión que está sufriendo. Las alternativas se explican en los capítulos de este libro dedicados al tratamiento.

¿Qué diferencia hay entre la lumbalgia y la fibromialgia?

En la lumbalgia, el dolor está localizado en la parte baja de la espalda. En cambio, en la fibromialgia, el dolor se siente en todo el cuerpo.

Bibliografía

ALNIGENIS, M. N., y BARLAND, P. (2001): «Fibromyalgia Syndrome and Serotonin», en *Clin. Exp. Rheumatol.*, núm. 19, págs. 205-210.

BARKHUIZEN, A. (2002): «Rational and Targeted Pharmacologic Treatment of Fibromyalgia», en *Rheum. Dis. Clin. North Am.*, núm. 28, págs. 261-290.

BENNETT, R. B. (1996): «Fibromyalgia and the Disability Dilemma. A New Era in Understanding a Complex, Multidimensional Pain Syndrome», en *Arthritis Rheum.*, núm. 39, págs. 1.627-1.634.

— (2002): «Rational Management of Fibromyalgia», en *Rheum. Dis. Clin. North Am.*, núm. 28.

— (2002): «Adult Growth Hormone Deficiency in Patients with Fibromyalgia», en *Curr. Rheumatol. Rep.*, núm. 4, págs. 306-312.

BERMAN, B. M.; GOURNELOS, E., y LEWITH, G. T.: «Complementary and Alternative Medicine», en HOCHBERG, M. C. (ed.) (2003): *Rheumatology*, Londres, Mosby, págs. 505-516.

BUNGE, M. (1994): *La ciencia. Su método y su filosofía*, México, Editorial Nueva Imagen.

BURCKHARDT, C. S. (2002): «Nonpharmacologic Management Strategies in Fibromyalgia», en *Rheum. Dis. Clin. North Am.*, núm. 28, págs. 291-304.

CLAUW, D.: «Fibromyalgia and Diffuse Pain Syndromes», en KLIPPEL, J. H. (ed.) (2001): *Primer on the Rheumatic Diseases*, Atlanta, The Arthritis Foundation, págs. 188-193.

CROFFORD, L. J.; PILLEMER, S. R.; KALOGERAS, K. T., *et al.* (1994): «Hypothalamic-pituitary-adrenal Axis Perturbations in Patients with Fibromyalgia», en *Arthritis Rheum.*, núm. 37, págs. 1.583-1.592.

DE SMET, P. (2002): «Herbal Remedies», en *New England Journal of Medicine*, núm. 347, págs. 2.046-2.050.

EDZARD, E. (1997): «Are We All Quacks?», en *Arch. Fam. Med.*, núm. 6, págs. 389-395.

ELENKOV, I. J.; WILDER, R. L.; Chrousos, G. P., y VIZI, E. S. (2000): «The Sympathetic Nerve. An Integrative Interface Between

Two Supersystems: The Brain and the Immune System», en *Pharmacol Rev.*, núm. 52, págs. 595-638.

GIOVENGO, S. L.; RUSSELL, I. J., y LARSON, A. A. (1999): «Increased Concentrations of Nerve Growth Factor in Cerebrospinal Fluid of Patients with Fibromyalgia», en *J. Rheumatol.*, núm. 26, págs. 1.564-1.569.

GOLDENBERG, D. L.: «Fibromyalgia and Related Syndromes», en HOCHBERG, M. C. (ed.) (2003): *Rheumatology*, Londres, Mosby, págs. 701-710.

GURSOY, S.; ERDAL, E.; HERKEN, H., *et al.* (2003): «Significance of Catechol-O-methyltransferase Gene Polymorphism in Fibromyalgia Syndrome», en *Rheumatol. Int.*, núm. 23, págs. 104-107.

HOLDCRAFT, L. C.; ASSEFI, N., y BUCHWALD, D. (2003): «Complementary and Alternative Medicine in Fibromyalgia and Related Syndromes», en *Best Pract. Res. Clin. Rheumatol.*, núm. 17, págs. 667-683.

INACINI, F., y YUNUS, M. B. (2004): «History of Fibromyalgia. Past to Present», en *Current Pain Headache Rep.*, núm. 5, págs. 369-378.

KOOH, M.; MARTÍNEZ LAVÍN, M.; MEZA, S.; MARTÍN DEL CAMPO, A.; HERMOSILLO, A.

G.; PINEDA, C.; NAVA, A.; AMIGO, M. C., y DRUCKER COLIN, R. (2003): «Concurrent Heart Rate Variability and Polysomnography Analyses in Patients with Fibromyalgia», en *Clin. Exp. Rheumatol.*, núm. 21, págs. 529-530.

KORSZUN, A. (2000): «Sleep and Circadian Rhythm Disorders in Fibromyalgia», en *Curr. Rheumatol. Rep.*, núm. 2, págs. 124-131.

LEFKOWITZ, R. J.; HOFFMAN, B. B., y TAYLOR, P.: «Neurotransmission. The Autonomic and Somatic Nervous System», en HARDMAN, J. G., y LIMBIRD, L. E. (1996): *Goodman & Gilman's The Pharmacological Basis of Therapeutics*, Nueva York, McGraw-Hill, págs. 105-140.

LIEDBERG, G. M., y HENRIKSSON, C. M. (2002): «Factors of Importance for Work Disability in Women with Fibromyalgia: An Interview Study», en *Arthritis Rheum.*, núm. 47, págs. 266-274.

MARTÍNEZ LAVÍN, M.; HERMOSILLO, A. G.; ROSAS, M., y SOTO, M. E. (1998): «Circadian Studies of Autonomic Nervous Balance in Patients with Fibromyalgia. A Heart Rate Variability Analysis», en *Arthritis Rheum.*, núm. 41, pág. 1.966.

—; HERMOSILLO, A. G.; MENDOZA, C., *et al.* (1997): «Orthostatic Sympathetic Derangement in Individuals with Fibromyalgia», en *J. Rheumatol.*, núm. 24, pág. 714.

—; LEON, A.; HERMOSILLO, A. G.; PINEDA, C., y AMIGO, M. C. (1999): «The Dysautonomia of Fibromyalgia May Simulate Lupus», en *J. Clin. Rheumatol.*, núm. 5, pág. 332.

—, y HERMOSILLO, A. G. (2000): «Autonomic Nervous System Dysfunction May Explain the Multi-system Features of Fibromyalgia», en *Semin. Arthritis Rheum.*, núm. 29, pág. 197.

—, y HERMOSILLO, A. G. (2002): «La fibromialgia y el sistema nervioso autónomo», en *Gac. Med. Mex.*, núm. 138, págs. 55-56.

—, y HERMOSILLO, A. G. (2005): «Dysautonomia in Gulf War Syndrome and in Fibromyalgia», en *American Journal of Medicine*, núm. 118, pág. 446.

—; AMIGO, M. C.; COINDREAU, J., y CANOSO, J. (2000): «Fibromyalgia in Frida Kahlo's Life and Art», en *Arthritis Rheum.*, núm. 43, pág. 708. (http://www.myalgia.com/Frida article by Lavin.html).

— (2001): «Is Fibromyalgia a Generalized Reflex Sympathetic Dystrophy?», en *Clin. Exp. Rheumatol.*, núm. 19, págs. 1-3.

— (2001): «Overlap of Fibromyalgia with Other Medical Conditions», en *Curr. Pain Headache Rep.*, núm. 5, págs. 347-350.

— (2002): «A Novel Holistic Explanation for the Fibromyalgia Enigma. Autonomic Nervous System Dysfunction», en *Fibromyalgia Frontiers*, núm. 10, págs. 3-6. (http://www.fmpartnership.org/Lavin article.htm).

— (2002): «Autonomic Nervous System in Fibromyalgia», en *J. Musculoskel Pain*, núm. 10, págs. 221-228.

— (2002): «Management of Dysautonomia in Fibromyalgia», en *Rheum. Dis. Clin. North Am.*, núm. 28, págs. 379-387.

—: «Fibromialgia», en MARTÍNEZ ELIZONDO, M. (ed.) (2003): *Introducción a la reumatología*, Ciudad de México, Colegio Mexicano de Reumatología, págs. 79-83.

— (2004): «Fibromyalgia as a Sympathetically Maintained Pain Syndrome», en *Curr. Pain Headache Rep.*, núm. 8, págs. 385-389.

—; VIDAL, M.; BARBOSA, R. E.; PINEDA, C.; CASANOVA, J. M., y NAVA, A. (2002): «Norepinephrine-evoked Pain in Fibromyalgia. A Randomised Pilot Study (ISCRTN 70707830)», en *BMC Musculoskel Disord*, núm. 3, pág. 2. (www.biomedcentral.com/1471-2474/3/2).

—; LÓPEZ, S.; MEDINA, M., y NAVA, A. (2003): «The Use of the Leeds Assessment of Neuropathic Symptoms and Signs (LANSS) Questionnaire in Patients with Fibromyalgia», en *Semin. Arthritis Rheum.*, núm. 32, págs. 407-411.

—; RAMOS KURI, M.; HERNÁNDEZ, F., *et al.* (2004): «Exploring a Genomic Basis for Fibromyalgia's Dysautonomic Nature: Catechol-O-methyl Transferase (COMT) val-158-met Polymorphism», en *Arthritis Rheum.*, núm. 50, pág. S548.

MCLACHLAN, E. M.; JÄNING, W.; DEVOR, M., y MICHAELIS, M. (1993): «Peripheral Nerve Injury Triggers Noradrenergic Sprouting within Dorsal Root Ganglia», en *Nature*, núm. 363, págs. 543-546.

MCWHINNEY, I. R.; EPSTEIN, R. M., y FREEMAN, T. R. (1997): «Rethinking Somatization», en *Ann. Intern. Med.*, núm. 126, págs. 747-750.

MOLDOFSKY, H. (2001): «Sleep and Pain», en *Sleep Med. Rev.*, núm. 5.

MOUNTZ, J. M.; BRADLEY, L. A.; MODELL, J. G., *et al.* (1995): «Fibromyalgia in Women. Abnormalities of Regional Cerebral Blood Flow in the Thalamus and the Caudate Nucleus Are Associated with Low Pain Threshold Levels», en *Arthritis Rheum*, núm. 38, págs. 926-938.

RUSSELL, I. J.; ORR, M. D.; LITTMAN, B.; VIPRAO, G. A.; ALBOUKREK, D.; MICHALEK, J. E., *et al.* (1994): «Elevated Cerebro Spinal Fluid Levels of Substance P in Patients with the Fibromyalgia Syndrome», en *Arthritis Rheum.*, núm. 37, págs. 1.595-1.601.

SILVER, D. S., y WALLACE, D. J. (2002): «The Management of Fibromyalgia-associated Syndromes», en *Rheum. Dis. Clin. North Am.*, núm. 28, págs. 405-410.

STAUD, R.; VIERCK, C. J.; CANNON, R. L., *et al.* (2001): «Abnormal Sensitization and Temporal Summation of Second Pain (Wind-up) in Patients with Fibromyalgia Syndrome», en *Pain*, núm. 91, págs. 165-175.

TURNER, J.; DEYO, R.; LOESSER, J., *et al.* (1994): «The Importance of Placebo Effects in Pain Treatment and Research», en *JAMA*, núm. 271, págs. 1.609-1.614.

VAEROY, N.; HELLE, R.; FOORE, O.; KAS, E., y TERENIUS, L. (1988): «Elevated CSF Levels of Substance P and High Incidence of Raynaud Phenomenon in Patients with Fibromyalgia: New Features for Diagnosis», en *Pain*, núm. 32, págs. 21-26.

WAYNE, J. (1998): «Alternative Medicine. Learning from the Past, Examining the Present, Advancing to the Future», en *JAMA*, núm. 280, págs. 1.616-1.618.

WOLFE, F.; SMYTHE, H. A.; YUNUS, M. B., *et al.* (1999): «The American College of Rhematology 1990 Criteria for the Classification of Fibromyalgia: Report of the Multicenter Criteria Committee», en *Arthritis Rheum.*, núm. 33, págs. 160-171.

WOOLF, C. J. (2004): «Pain: Moving from Symptom Control Toward Mechanism-specific Pharmacologic Management», en *Ann. Intern. Med.*, núm. 140 (6), págs. 441-451.

ZUBIETA, J. K.; HEITZEG, M. M.; SMITH, Y. R., *et al.* (2003): «COMT val-158-met Genotype Affects Mu-opioid Neurotransmitter Responses to a Pain Stressor», en *Science*, núm. 299, págs. 1.240-1.243.

